Hans-Josef Fritschi

Weil du ein Vampir bist, sagt Mama

Spagyrik für Sophies Seele

Eine Geschichte mit wahrem Hintergrund

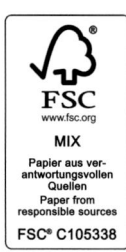

Bibliografische Information der Deutschen Nationalbibliothek: Die Deutsche Nationalbibliothek verzeichnet diese Publikation in der Deutschen Nationalbibliografie. Detaillierte bibliografische Daten sind im Internet unter http://dnb.d-nb.de abrufbar.

Impressum:
© 2016 Hans-Josef Fritschi
Herstellung und Verlag: BoD - Books on Demand, Norderstedt
ISBN: 978-3-7392-1399-6
Alle Illustrationen vom Autor.
Cover unter Verwendung von: fotolia.com/Photographee.eu (Vorderseite), fotolia.com/Eleonore Horiot (Rückseite)
Bild Seite 70 unter Verwendung von: fotolia.com/Kzenon

Kontakt zum Autor über: **www.spagyrik-kreativ.de**

Inhalt

Sophies Welt zerbricht	7
Rosa damascena – Die erste Nacht	15
Tilia – Die zweite Nacht	23
Magnesium chloratum – Die dritte Nacht	31
Vanilla – Die vierte Nacht	39
Cinnamomum zeylanicum – Die fünfte Nacht	47
Calcium carbonicum naturale – Die sechste Nacht	57
Passiflora incarnata – Die siebte Nacht	65
Papa, ich hab dich lieb! – Ein neuer Morgen	71
Die Hintergründe	75
Spagyrik für Sophies Seele	78
Persönliches	80

*Viel zu oft erstickt die Vernunft die Phantasie …
denn ohne Phantasie kann nichts wirklich
Neues entstehen.*

Jostein Gaardner: Sofies Welt

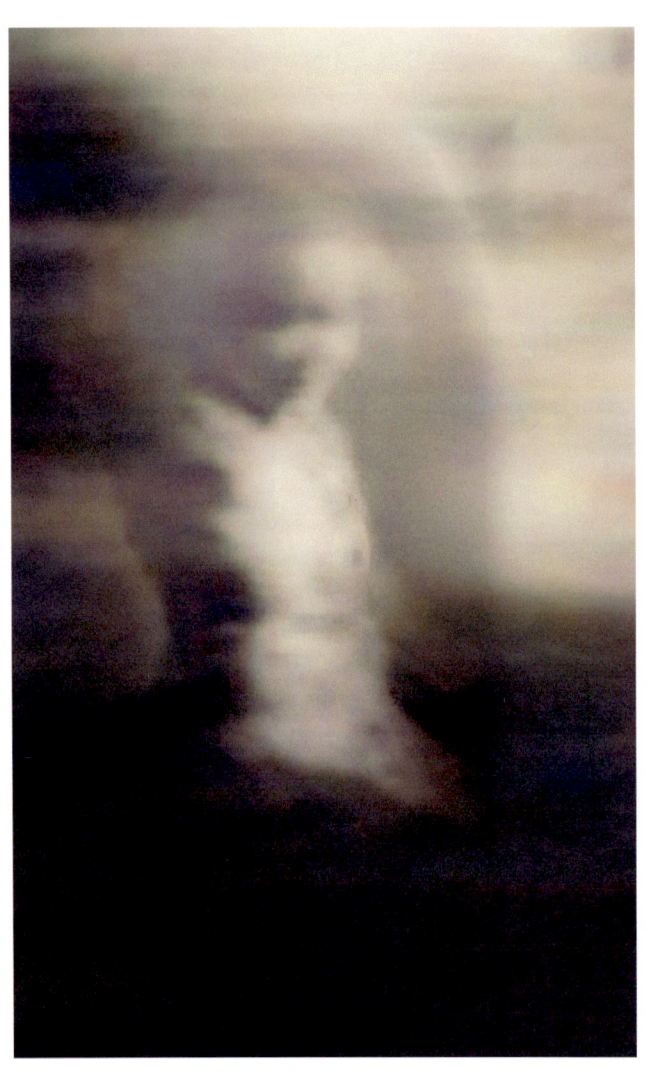

Sophies Seele

Sophies Welt zerbricht

Als Mama aus dem Zimmer gegangen war, dachte Sophie daran, zu Harry Potter zu beten. Er möge ihr doch mit seinem Zauberstab zur Hilfe kommen, bat sie verzweifelt. Ihre Freundin Lea betet jeden Abend zum lieben Gott, vielleicht klappt das ja auch bei Harry Potter. Aber wie geht das: beten? Sophie hätte es gerne gewusst. So blieb ihr nur, Fuzzy, den Plüschhasen noch fester an die Brust zu pressen, in der sie es ängstlich pochen spürte.

Auf Stirn und Wangen prickelten die winzigen Tröpfchen aus dem Spray, das Mama gerade über sie versprüht hatte. Früher spürte sie beim Schlafengehen die Feuchte von Mamas Gutenachtkuss auf der Backe. Doch seit einiger Zeit gab es einen solchen nicht mehr. Vielleicht ist das Spray ja besser als ein Kuss, dachte sich Sophie, als ihre Mutter mit dem Sprühen anfing. Das war im Frühling nach einem Besuch bei Frau Mayer in der Stadt. Da brachte sie einige Fläschchen mit Tropfen mit und dieses Spray. Die Sachen seien gut, damit es ihr und Mama wieder besser ginge.

Mutter und Tochter durchlebten eine schwere Zeit. Der Ehemann und Vater war schon vor zwei Jahren ausgezogen. Seit einem halben Jahr ist die Ehe geschieden. Das Sorgerecht für Sophie wurde der Mutter zugesprochen. Jedes zweite Wochenende verbringt Sophie seither bei ihrem Papa in der Stadt, wo er nun mit seiner neuen Freundin lebt. Die Eltern begannen sich auseinanderzuleben, als Sophie noch ein Kleinkind war. Der

Vater reiste häufig in der Welt herum, weil es sein Job bei einem großen Autokonzern so verlangte. Zu Hause war er immer weniger. Wenn er einmal längere Zeit da war, dann kam es oft zum Streit. Irgendwann lernte er Tina kennen und alles nahm seinen Lauf.

Sophies Mutter leidet seit der Trennung unter Depressionen, befindet sich in psychotherapeutischer Behandlung und nimmt Tabletten. Probleme mit der Zahlung des Unterhalts gibt es nicht, dennoch muss sie wieder in ihrem erlernten Beruf als Zahnarzthelferin arbeiten, um finanziell über die Runden zu kommen. Allerdings ist sie öfter krankgeschrieben, manchmal auch mehrere Wochen am Stück. Das Zusammenleben von Mutter und Tochter ist nicht einfach. Auch Sophie hat sich seit der Trennung von ihrem Vater verändert. Sie ist verschlossener geworden. Es sieht so aus, als leide sie still mit ihrer Mutter mit.

Sophie ist sieben Jahre alt und geht in die erste Klasse der Grundschule. Das zurückhaltende und stille Kind fiel schon in den ersten Wochen nach der Einschulung auf. Ein Gespräch zwischen Klassenlehrerin und Mutter klärte über die familiäre Situation auf, doch blieb Sophie in sich gekehrt und entwickelte kaum Interesse am Lernen, auch wenn die Vermittlung noch so spielerisch geschah. Vor kurzem stand die Frage im Raum, ob Sophie nicht auch Hilfe benötige und zum Kinderpsychologen solle. Doch das blockte das Kind vehement ab – und zog sich noch mehr in seine eigene Welt zurück. Kurz darauf brachte die Mutter die Tropfen und das Spray von Frau Mayer mit.

An jenem Nachmittag war alles etwas anders als sonst. Auf Mamas Gesicht lag ein entspanntes Lächeln, als sie aus der Stadt zurückkam. Sie ging gleich in Sophies Zimmer und setzte sich auf das Bett, wo sich ihre Tochter mit einem überdimensionalen Kopfhörer auf den Ohren in die Kissen vergraben hatte. Sie packte die Fläschchen aus und zeigte sie ihrem Kind. Sophie spürte sogleich, dass etwas Besonderes geschehen sein musste. Sie schob den Kopfhörer ins Genick, robbte aus dem Bettzeug und lehnte sich mit dem Rücken an die Wand. Mit überraschtem, aber skeptischem Blick wartete sie auf das, was Mama ihr zu sagen hatte. Sie wisse nun, weshalb es ihnen beiden in letzter Zeit so schlecht gehe, fing die Mutter an und drückte dabei ihre Hand sanft auf Sophies Oberschenkel. Frau Mayer habe es ihr in einem langen Gespräch erklärt und nun sei es ihr wie Schuppen von den Augen gefallen. Frau Mayer ist Heilpraktikerin. Zu ihr ging Mama hin und wieder, wenn sie besonders schlechte Tage hatte. Sie wollte, dass Sophie auch einmal mitgehe, doch auch diesen Versuch, Hilfe von außen in Anspruch zu nehmen, wehrte sie ab. Nun habe Frau Mayer ihr etwas verschrieben, was ihnen beiden endlich helfen würde. Sie hätte die Tropfen gleich in der Apotheke gemischt bekommen und nun mitgebracht.

Die Fläschchen lagen vor Sophie auf der Bettdecke. Sie hatten ein Etikett, auf dem „Spagyrische Mischung" stand. Auf allen aber war in dicken Großbuchstaben eine besondere Folge von Buchstaben und Zahlen aufgedruckt, ähnlich einem Geheimcode. Ein Fläschchen war größer als die anderen und hatte oben einen Aufsatz zum Sprühen. Auf diesem stand ein Wort, das Sophie lesen aber nicht versehen konnte: **ENERGIEVAMPIRE** stand auf dem Etikett. Mama sah, dass Sophie mit rätselndem Blick auf die Fläschchen vor ihr blickte. Da legte sie ihren Arm um das Kind und klärte es auf.

Frau Mayer habe herausgefunden, weshalb sie und Sophie solche Probleme hätten und sie immer traurig und müde seien. Das läge daran, so Mama, dass sie beide andauernd Energie verlören. Grund dafür seien Menschen in ihrer Umgebung, die ihnen Kraft rauben würden. Frau Mayer habe die Mama gefragt, ob sie häufig mit Menschen zusammen sei, nach deren Begegnung sie sich immer wie ausgelaugt und ermattet fühle. Das seien in der Regel Energievampire, die anderen ihre Lebenskraft raubten. Solche Menschen seien wie Parasiten oder Zecken, die auf der Suche nach einem Opfer in der Gegend herumstehen und darauf warteten, energetisch andocken zu können. Sie habe da gleich an ihre Kollegin Sabine gedacht, mit der sie überhaupt nicht klar komme und mit der sie tagtäglich Stress habe. Und es sei ihr schon lange aufgefallen, so Mama, dass Sophie am Sonntagabend immer so traurig und erschöpft nach Hause komme, wenn sie das Wochenende bei ihrem Vater verbracht habe. So, wie Sabine ihr, würde Papa Sophie Energie rauben. Nun aber habe sie ein Mittel, das vor Energievampirismus schütze, sagte sie und drückte Sophie die Sprayflasche in die Hand. Damit könne Papa ihr keine Energie mehr abzapfen.

Spagyrik sei eine wunderbare Pflanzenmedizin, mit der man die wahren Ursachen von Schwierigkeiten von Grund auf und für immer beheben könne, fuhr Mama fort. Frau Mayer schwöre auf die Tropfen und habe schon ganz außergewöhnliche Dinge damit erlebt. Die Essenzen in den Fläschchen würden sie und Sophie nun vor allen bösen Dingen und Menschen schützen – auch vor Energievampiren, wenn man das Spray über den Körper versprühe. Dann baue dies eine unsichtbare Wand auf, von der jeder Angriff von außen abgewehrt werde. In dem Moment als die Mutter dies sagte, griff sie nach dem Spray, zog die Kappe ab und besprühte sich und das Kind. Sophie aber schrie laut auf, warf sich mit einem Ruck die Decke über den Kopf und begann zu weinen. Mama war überrascht und im ersten Moment von der Reaktion ihrer Tochter irritiert. Doch dann fuhr sie Sophie mit der Hand über den Kopf, stand auf und sagte im Hinausgehen, dass das nur der erste Moment sei und sie sich bald daran gewöhnen würde – und es ihr dann wirklich gut gehe.

An diesem Tag in den Osterferien hatte die Sache mit dem Sprühen angefangen. Aber Sophie ging es damit nicht besser, im Gegenteil. Sie wurde zunehmend aggressiv und wehrte sich gegen das Besprühen vor dem Einschlafen – manchmal mit Erfolg, meist aber ließ sie es geschehen, da Mama hartnäckig mit der Sprayflasche in der Hand auf der Bettkante saß und nicht eher ging, bis das Ritual vollzogen war. So war es auch an diesem Abend. Die Mutter hatte die im Bett liegende Sophie von Kopf bis Fuß besprüht, löschte das Licht und war gegangen. Diesmal aber vergaß sie, die Flasche mitzunehmen. Sie stand auf dem Nachttisch neben Sophies Bett. Im fahlen Licht der Straßenlaterne, das durch den Vorhangschlitz fiel, konnte Sophie die Umrisse des Sprays dicht neben ihrem Kopf genau erkennen. Obwohl sie eine instinktive Abwehr gegen dieses Mittel verspürte, griff sie danach und zog es zu sich ins Bett. Nachdem sie die Nachttischlampe angemacht hatte, richtete sich Sophie leicht auf und schaute auf das Etikett. In großen Lettern stach ihr das Wort **ENERGIEVAMPIRE** ins Auge. Lange starrte sie auf die dicken, schwarzen Buchstaben. Klein darunter konnte Sophie lesen: *„Enthält die spagyrischen Essenzen Viscum album, Allium sativum, Mandragora officinalis, Pilocarpus, Iris, Ruta graveolens, Eleutherococcus senticosus. Homöopathisches Arzneimittel, daher ohne Angabe einer therapeutischen Indikation."* Noch eine ganze Weile blickte Sophie auf die ihr unverständlichen Worte, dann traten ihr Tränen in die Augen und sie legte das Fläschchen beiseite.

Sophie weinte, weil sie ihre Mutter nicht verstand. Wieso glaubt sie nur, dass Papa ein Vampir ist? Papa ist doch kein Vampir! Vampire sind blutsaugende Monster mit spitzen Zähnen. Oder verwandelte sich ihr Vater jede Nacht in solch ein böses Wesen und deshalb das Besprühen mit dem spagyrischen Spray? Sophie konnte ihre Bedenken nicht artikulieren und ihrer Mutter davon erzählen. Zu sehr hatte sie sich in sich selbst zurückgezogen. Sophie liebte ihren Papa sehr, obwohl er Mama und sie verlassen hatte und nun bei einer anderen Frau lebte. Ja, es gab früher sehr viel Streit. Auch sie verstand ihn oft nicht und litt unter seiner Abwesenheit und seinem scheinbaren Desinteresse an der Familie, an Mama und ihr. Aber sie konnte nicht glauben, dass er ihr Energie rauben würde wie ein Blutsauger. Sicher, Mama sagte einmal, Papa wäre kein richtiger Vampir, sondern verhalte sich nur wie ein solcher. Aber, so dachte sich Sophie, wo ist da der Unterschied? Mama hatte ja recht: Wenn sie am Sonntagabend zu ihr zurückkommt, ist sie meist unglücklich und kaum ansprechbar. Aber das ist sie doch, weil sie traurig darüber ist, dass sie keine Familie mehr hatte, dass Papa gegangen war und Mama seither depressiv war. Die Zeit bei Papa ist schön und sie ist gerne bei ihm. Nein, sie fühlt sich nicht ausgelaugt und ermattet, wenn sie bei ihm ist, erst beim Heimgehen kommt jedes Mal die Trauer, die sie in eine Sprachlosigkeit stürzt.

So lag Sophie an diesem Abend weinend in ihrem Bett und ihre Gedanken kreisten andauernd um die Frage, ob Papa ihr nicht doch Böses antue und Mama recht hatte, wenn sie sagt, er sei ein Energievampir. Schluchzend drückte sie ihr Gesicht in die schon nassen Kissen. Da fing plötzlich der Vorhang am Fenster des Kinderzimmers an sich zu bewegen. Sophie hörte das leise Rascheln des Stoffes und drehte sich um. Durch den Schlitz der beiden Vorhanghälften drang ein rosarotes Licht ins Zimmer, das immer stärker wurde und ein betörender Blumenduft breitete sich aus. Und dann stand da eine große, schöne Rose vor Sophies Bett. Ihr Blütenkopf nickte leicht aber beständig und es fielen winzig kleine Tröpfchen heraus, die sich wie Tau auf das Gesicht des Kindes legten.

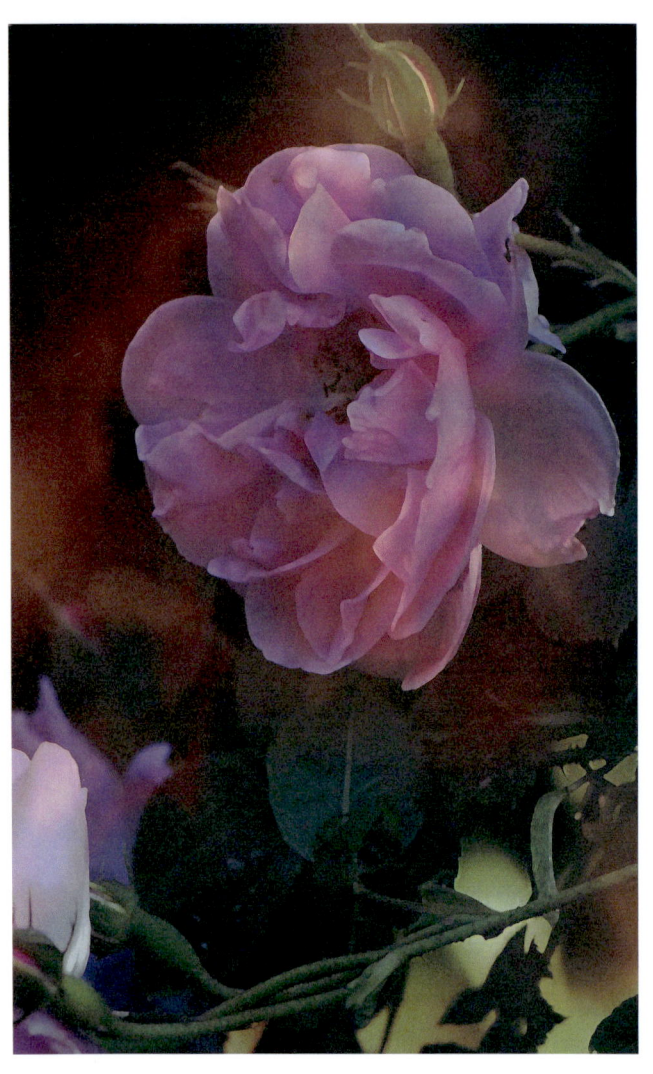

Rosa damascena

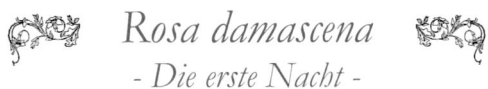

Rosa damascena
- Die erste Nacht -

Ihr Gesicht war makellos. Das Weiche und Schöne in dessen Zügen ließen eine Vollkommenheit erahnen, die nicht mit Worten zu beschreiben, sondern nur mit dem Herzen zu bestaunen war. Eine stille Anmut umwehte die Frau, die in den Zweigen der Rose stand und eine Blüte zärtlich in ihrer Hand hielt. Ein süßer Duft umwehte sie in einer Wolke kühlenden Nebels. Mit großen Augen schaute Sophie das eigenartige Wesen an, das an der Kante ihres Bettes stand. Sie war hellwach, doch fühlte sie sich wie in einem Traum. Die Frau lächelte.

„Du schläfst noch nicht, Sophie?"

Dem Mädchen stockte der Atem. Die schöne Frau in der Rose sprach zu ihr. Wie konnte das sein? Wer war dieses Wesen? Ja, Sophie schlief noch nicht – wie konnte sie dann etwas so erleben, als wenn sie träumte?

„Wundere dich nicht, meine Kleine, es ist kein Traum. Es ist aber auch nicht wahr. Denn neben Traum und Wirklichkeit gibt es ein Drittes, das Traum und Wirklichkeit weit überschreitet." Die Frau führte die Rosenblüte nah an ihre Brust und fuhr mit den Fingern der anderen Hand vorsichtig durch die weichen Blütenblätter. „Ich bin die Essenz der Rose. Du kennst mich nicht mehr. Aber ich bin gekommen, dich wieder an mich zu erinnern – und an vieles andere mehr." Die Frau lächelte sie freundlich an, aber Sophie war nicht in der Lage, etwas zu sagen. Stumm schaute sie in die klaren, blauen Augen, die ihr aus den Blättern der Pflanze entgegenblickten. Da bemerkte sie, dass sie das Sprayfläschchen noch immer in ihrer Hand hielt.

„Bist du aus der Flasche gekommen?" entfuhr es Sophie plötzlich und sie stellte das Spray rasch wieder auf den Nachttisch.

„Nein, mein Kind", sagte die Frau mit zärtlicher Stimme. „Ich bin zwar auch eine spagyrische Essenz wie meine Schwestern und Brüder in der Flasche, aber ich komme aus einer anderen Welt als sie." Sophie blickte nochmals hinüber zum Spray. Sie verstand das nicht, was die Frau ihr sagte. Sie verstand die ganze Sache mit den spagyrischen Essenzen nicht und wie diese gegen die bösen Dinge in der Welt schützen sollten. Gegen was schützt wohl diese schöne Frau, die mit der Rosenblüte in der Hand vor ihrem Bett stand? Wenn sie die Essenz dieser wunderbaren Rose ist, schützt sie dann vor allem Hässlichen und Unschönen?

„Ja, ich kann dich beschützen." Sophie musste ihre Fragen erst gar nicht stellen. Die Frau kannte ihre Gedanken. „Aber ich schütze dich nicht, indem ich das Böse und Schlechte abwehre und von dir fernhalte. Mein Schutz ist von anderer Art." Dann legte sie ihre Hand auf Sophies Brust und sprach:

„Ich schütze dich davor, das Lieben zu vergessen. Ich schütze dich davor, die Liebe zu Papa und Mama zu verlieren. Und ich schütze dich davor, dass du vergisst, wie sehr du doch selbst von deinen Eltern geliebt wirst." Es war sehr still im Raum, als die Frau dies gesagt hatte. Sophie sah ihr stumm in die Augen. Ihr Kopf lag regungslos auf dem weichen Kissen und ihr Atem war kaum wahrzunehmen. Die Antwort hatte sie erstaunt, waren ihre Gedanken doch beständig mit Vampiren und anderen bösen Dingen beschäftigt, wenn sie an diese Essenzen dachte. Nun sprach diese Frau nur von einem: von Liebe.

Liebe ist etwas Schönes, kam es Sophie in den Sinn. Da hat man sich gern. Man freut sich zusammen und hat Spaß. Wenn sie aber an ihre Familie dachte, an Mama, Papa und sich selbst, da konnte sie sich nicht vorstellen, dass da Liebe dabei war. Nein, mit Liebe hatte all das doch nichts zu tun. Eine Familie waren sie ja sowieso nicht mehr. Die Essenz der Rose solle sie davor schützen, nicht zu vergessen, dass sie von Mama und Papa geliebt werde. Aber, wenn diese Liebe doch gar nicht da ist …

„Siehst du, Sophie", fuhr die Frau fort, „du hast es bereits vergessen. Du hast vergessen, dass ein unsichtbares Band der Liebe euch noch immer verbindet, ganz gleich, wie jeder nun sein Leben lebt. Die Liebe ist immer da. Die Menschen sind es, die sie nicht mehr wahrnehmen können. Das geschieht oft dann, wenn es ihnen nicht gut geht. Wenn die Seele viel Schlechtes und Ungutes erlebt, vergisst sie oft die Liebe. Aber man kann sich wieder an sie erinnern. Dazu bin ich da."

„Aber, wenn mein Papa ein Energievampir ist? Vampire können doch nicht lieben!" Sophie hatte ihre Scheu verloren. Sie richtete sich auf und schaute die Frau mit ängstlich-fragenden Augen an. „Energievampire sind wie Parasiten und Zecken, die darauf lauern, anderen Menschen ihre Kraft zu stehlen." Die Frau legte ihre warme Hand auf Sophies Kopf und strich ihr durch das dünne Haar. „Aber Sophie, wer sagt denn so etwas?" „Mama!", antwortete das Mädchen ohne zu zögern. „Und wer hat das deiner Mama gesagt?" Sophie überlegte kurz. „Frau

Mayer!" „Und wer hat das Frau Mayer erzählt?" Auf diese Frage hatte Sophie keine Antwort. Die Frau wurde ernst. „Frau Mayer hat das gelesen oder gehört. Und die Leute, die das schreiben oder sagen, haben es wieder irgendwo her – woher, das sagen sie nicht. Wenn ein Mensch andere Menschen als Zecken oder Parasiten wahrnimmt, dann hat er die Liebe schon sehr, sehr lange vergessen. Solch ein Mensch darf sich nicht anmaßen, andere Menschen gesund machen zu können. Paracelsus, ein alter, sehr weiser Arzt sagte einmal: Der höchste Grund der Arznei ist die Liebe. Ein Arzt, der die Liebe vergessen hat, kann niemanden heilen." Dann drückte sie Sophies Hand und sagte: „Sophie, Energievampire gibt es nicht." Und nach einer Weile wiederholte sie es nochmals: „Es gibt keine Energievampire."

Sophie hatte den Worten der Frau gebannt gelauscht. Sie spürte: Hier war jemand, dem sie alles erzählen und jede Frage stellen konnte. „Warum aber", fragte sie sodann auch gleich weiter, „warum sagen diese Leute das dann? Sie müssen doch wissen, dass so etwas den Menschen Angst macht." Die Frau drehte sich etwas seitlich und setzte sich vorsichtig auf die Bettkante. Dann fuhr sie fort:

„Weißt du Sophie, es gibt für die Menschen so vieles in ihrem Leben, was ihnen Angst macht. Da suchen sie nach einer Erklärung und einer Ursache dafür. Das mit den Energievampiren haben sie sich ausgedacht, um eine Erklärung für ein bestimmtes Phänomen zu bekommen, mit dem sie große Probleme haben: Dass es so unheimlich schwer ist, mit anderen Menschen in Frieden und Harmonie zu leben. Es stimmt: Manchmal fühlt man sich in der Gegenwart bestimmter Menschen unwohl, ja erschöpft und ausgelaugt. Man hat Schwierigkeiten, mit der Art dieser Leute umzugehen. Es kann vorkommen, dass diese unangenehme Art wie ein Magnet wirkt, von dem man nicht mehr wegkommt oder dass man die Negativität der anderen aufzusaugen scheint. Irgendjemand kam dann auf den Gedanken, das sei eine Art Vampirismus – und so wurde aus Menschen, mit denen es schwer ist, zusammen zu sein, Energievampire. Aber fällt dir da nicht auch etwas auf?" Sophie überlegte. Dann schüttelte sie den Kopf.

„Man kann die Sache auf zwei verschiedene Arten betrachten: Entweder die anderen saugen einem Energie ab oder man selbst lässt sich von der Negativität der anderen anstecken. Im ersten Fall sind die anderen schuld, dass es mir schlecht geht, im zweiten bin ich selbst das Problem, weil ich mich nicht abgrenzen kann. Müssen es also immer die anderen sein, wenn es schwer ist, mit ihnen umzugehen? Vor allem aber: Ist es gut, einen anderen als Vampir zu bezeichnen, nur weil man sich schlecht fühlt, wenn man Umgang mit ihm hat? Was meinst du, Sophie?"

Sophie musste nicht lange überlegen. „Finde ich gar nicht gut", sagte sie ohne Umschweife. „Da kriegt man ja noch mehr Angst vor diesen Menschen." Leise und mit gesenktem Blick fügte sie hinzu: „Seit ich dieses Spray sprühen muss, habe ich immer Angst vor Papa. Wenn er mich in den Arm nehmen will, wehre ich mich und manchmal bin ich auch schon davongerannt. Ich wollte das eigentlich gar nicht. Aber wer hat denn nicht Angst vor Vampiren?"

„Siehst du", fuhr die Frau fort, „deshalb ist es eigentlich schlimm, wenn man ohne tiefer nachzudenken, solche

Worte benutzt. Besonders schlimm ist es, wenn es in einer Behandlung geschieht. Denn dort sind die Menschen ja schon krank oder leiden seelisch. Ich bin sicher, wenn Frau Mayer mal in Ruhe darüber nachgedacht hätte, wäre sie auch darauf gekommen, dass eine Therapeutin so etwas einfach nicht machen darf. Vielleicht hat sie ja einfach kritiklos alles geglaubt, was irgendjemand ihr gesagt hat. Wünschen wir Frau Mayer doch, dass sie bald in diese innere Ruhe kommt, um das Angstmachende zu erkennen und zur heilsamen Liebe zurückfindet."

Sophie nickte. Dann jedoch ging ihr Blick wieder zu der Sprayflasche, die auf dem Nachttisch stand. „Aber was soll ich jetzt tun, wenn Mama mich wieder damit einsprühen will?" „Ach, Kind", antwortete die Frau leise, „lass es einfach geschehen. Wehre dich nicht und denke dabei an etwas Schönes und Gutes." „Aber wie kann ich an etwas Schönes denken, wenn da dick **ENERGIEVAMPIRE** drauf steht?", entgegnete das Kind. Die Frau lächelte, nahm das Fläschchen vom Nachttisch und strich mit der Rosenblüte, die sie die ganze Zeit über in ihrer Hand hielt, zart über das Etikett, auf dem das Wort in schwarzen Großbuchstaben stand. Und wie die rosaroten Blütenblätter langsam über die Flasche strichen, da wandelten sich die Buchstaben wie von Zauberhand in eine schöne Handschrift. Mit einem liebevollen Blick reichte die Frau Sophie die Flasche. Zögernd nahm sie das Mädchen in die Hand. Im schwachen Lichtschein konnte sie lesen: *Ich hab meinen Papa lieb.*

Über Sophies Gesicht huschte ein Lächeln. Die Frau drückte ihr die Hand und sagte: „Für dich, und nur für dich, steht jetzt das auf dem Fläschchen. Nur du kannst diese Worte lesen. Und immer, wenn die winzigen Tröpfchen aus den Spray über dich regnen, erinnerst du dich an mich und die Rose. Wo Liebe ist, kann Angst nicht sein."

Dann stand die Frau auf und trat in den Rosenstrauch zurück, der sie umhüllte. „Nun ist es Zeit zu schlafen, Sophie", sagte sie leise und fügte hinzu: „In den nächsten Nächten besuchen dich meine Freunde. Auch sie haben dir einiges zu sagen. Freue dich auf sie und lerne von ihnen." Mit diesen Worten verschwand ihr Gesicht hinter den Blättern des Rosenstrauchs, der sich bald wie ein Nebel auflöste. In dem Augenblick aber, da auch die Rose verschwunden war, wurden Sophies Augen müde und schwer. Ein feines Lächeln legte sich über ihr Gesicht. Es ging nicht lange und sie schlief ein.

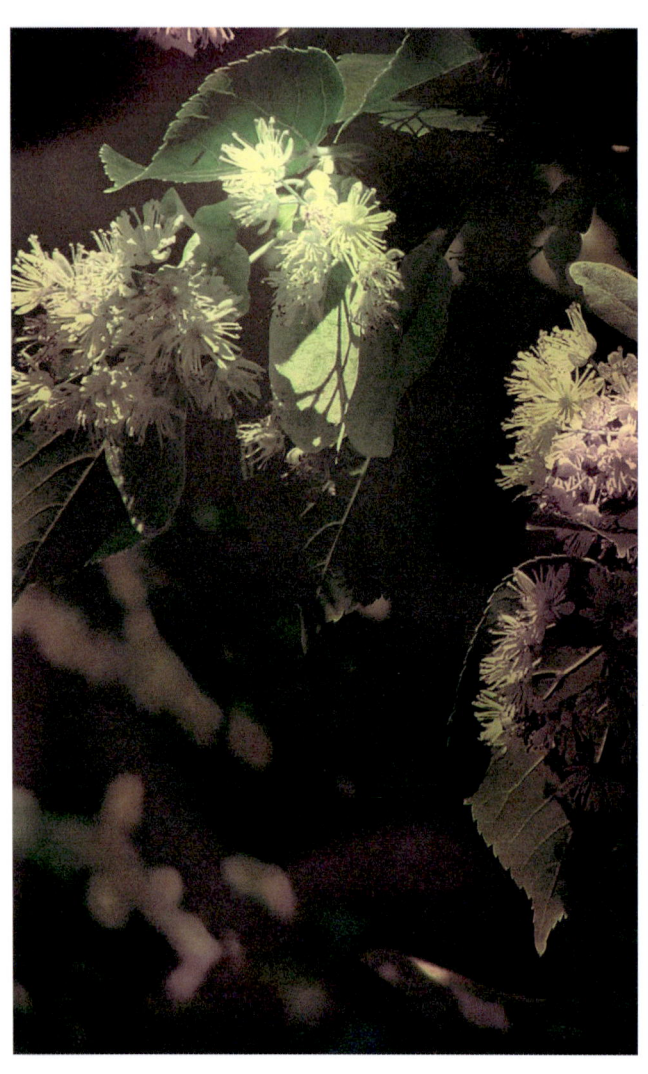

Tilia

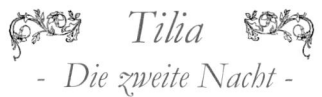

Tilia
- Die zweite Nacht -

Auch am nächsten Abend ließ Mama die Sprayflasche auf Sophies Nachttisch stehen, nachdem sie die spagyrische Mischung über dem Kind zerstäubt hatte. Diesmal wehrte sich Sophie nicht dagegen, was der Mutter ein zufriedenes Lächeln entlockte. Die Kleine war gespannt, ob es funktionieren würde, während des Sprühens sich etwas Schönes vorzustellen und „Ich hab meinen Papa lieb" zu denken, so wie die Essenz der Rose es ihr geraten hatte. Und tatsächlich: Während Tausende winziger Tröpfchen kühl auf sie herabregneten, stellte sich Sophie vor, wie sie Papa im Arm hielt. Das war schön. Ja, und sie dachte dabei auch: „Ich hab meinen Papa lieb". Zum ersten Mal fühlte sie sich nach dem Besprühen wohl und zufrieden.

Mama war schon aus dem Zimmer gegangen, und die Abenddämmerung warf ihr schales Licht durch die Schlitze des Vorhangs. So war es gestern auch, dachte sich Sophie. Ob die Rosenfrau recht hatte? Würde ihr heute Abend wieder jemand erscheinen? Sie hatte sich auf die Seite gedreht, um das bleiche Licht auf dem Boden genau sehen zu können. Es ging nicht lange und der Vorhang begann sich wieder zu bewegen. Ein helles, grünlich-gelbes Licht fiel vom Fenster her in das Zimmer, und plötzlich zeichnete sich die Gestalt eines kleinen Baumes vor Sophie ab. Er stand direkt vor ihrem Bett und bewegte seine grünen Blätter und gelblichen Blüten hin und her, als ob sie sich im Wind bewegten.

An den Stamm des Baumes hatte sich eine junge Frau mit langen, blonden Haaren gelehnt, die ihr bis zu den Hüften reichten. Die Finger ihrer rechten Hand spielten mit den unzähligen Blüten, die zwischen dem Laub hingen und einen feinen Duft ausströmten. Sie schaute Sophie freundlich an. „Bist du eine Freundin von der Frau Rose? Bist du auch eine spagyrische Essenz?", fragte das Mädchen aufgeregt. Sophie hatte alle Scheu verloren und schaute mit großen Augen zu der schönen Gestalt am Baum. Diese lächelte und sagte: „Ja, Sophie, die Rose ist meine Freundin. Wir beide sind in tiefer Freundschaft verbunden, und diese gibt uns beiden Kraft und Zuversicht im Leben. Ich heiße Tilia und bin die Essenz der Linde." „Dann kommst du auch nicht aus dieser Flasche da?" Sophie hatte sich aufgerichtet und saß nun mit leicht baumelnden Beinen auf der Bettkante. Die junge Frau schüttelte unmerklich den Kopf. „Nein, ich komme da her, wo auch die Rose zuhause ist."

„Was ist das, die Linde?" Sophie war schnell zutraulich geworden und begann, unbekümmert ihre Fragen zu stellen. „Du weißt nicht was eine Linde ist?", fragte die Frau erstaunt. Sophie schüttelte den Kopf. „Na, schau her: Dieser Baum bei dem ich hier stehe, ist eine Linde, ein Lindenbaum. Und ich bin Tilia, seine Essenz. Ihr habt doch einen großen, schönen Baum hinten im Garten, nicht wahr?" Das Mädchen nickte. „Nun, das ist auch eine Linde – eine ganz besondere Linde." „Echt?" Sophie war erstaunt und rückte auf der Bettkante noch etwas weiter nach vorne. „Ja", sagte Tilia. „Unter dieser alten Linde hat schon deine Mutter gespielt, als sie so alt war wie du. Das ist ja das Haus von Oma und Opa und die Mama ist hier aufgewachsen. Und wenn sie als Kind traurig war, setzte sie sich unter die Linde. Und manchmal weinte sie dabei. Ja, Sophie, auch deine Mama war oft traurig als sie noch klein war."

„Wieso war Mama denn traurig?", fragte Sophie mit leiser Stimme nach. „Hast du eine gute Freundin, Sophie? Eine wirklich gute, beste Freundin?" Sophie überraschte die Frage, sie antwortete aber gleich: „Ja, habe ich: Lea." „Das ist schön. Siehst du, deine Mama hatte keine gute Freundin. Sie war meist allein und mochte nicht gerne mit anderen zusammen sein. Das machte sie manchmal traurig. Aber sie liebte ihr Heim über alles, besonders ihre Oma, den Hund Blacky und die Meerschweinchen. Und als die Oma dann starb, konnte sie vor Trauer lange Zeit gar nicht mehr lachen. Dann saß sie nur unter der Linde, träumte vor sich hin und – ja, musste oft weinen. Kannst du das verstehen, Sophie?"

„Hm". Sophie nickte und richtete ihren Blick nach unten. Nach einer Weile hob sie den Kopf und sagte mit fast flüsternder Stimme: „Wusste ich gar nicht." Tilia trat zu ihr heran, kniete sich nieder und nahm ihre kleinen Hände in die ihren. „Ja, weißt du, Kinder wissen oft nicht viel von der Kindheit ihrer Eltern. Es kommt aber gar nicht selten vor, dass sie früher ähnliche Probleme hatten wie ihre Kinder jetzt. Deine Mama war ein sehr ängstliches Kind. Besonders vor anderen Menschen fürchtete sie sich oft. Wenn irgendwo viele Menschen zusammenwaren, war es besonders schlimm. Dann zog sie sich meist zurück, spielte mit dem Hund oder den Meerschweinchen, oder sie suchte die Nähe zu ihrer Oma. Als sie größer wurde und die Oma schon lange tot war, wurde es nicht wirklich besser. Aber sie arrangierte sich irgendwie mit ihren Ängsten und tat oft so, als ginge es ihr gut. Doch das war meistens gar nicht so."

„Ich glaube, das tue ich manchmal auch", sagte Sophie daraufhin kleinlaut. „Ja, siehst du, meine Kleine", erwiderte Tilia, „dann kannst du Mama vielleicht etwas besser verstehen, wenn es ihr jetzt hin und wieder nicht so gut geht. Als Papa euch verlassen hat, war das für deine Mutter so wie damals, als ihre Oma starb, wahrscheinlich noch schlimmer. Denn sie hat deinen Papa wirklich sehr geliebt. In solch einer schwierigen Zeit hilft es, wenn man gute Freunde hat, oder zumindest eine gute Freundin. Aber das hatte sie ja leider nicht. Wie viele Freundinnen hast du denn, Sophie?" „Eine", antwortete das kleine Mädchen. „Lea?" „Ja, Lea, das ist meine beste Freundin." „Aber wäre es nicht schön, noch mehr gute Freundinnen oder Freunde zu haben?" Sophie nickte stumm. „Aber die anderen sind alle doof." „Das glaube ich nicht", entgegnete die junge Frau, die noch immer vor ihr kniete. „Zumindest sind bestimmt nicht alle doof." „Doch", erwiderte Sophie fast weinerlich.

„Gehst du denn mit ihnen spielen – auf dem Schulhof oder nach der Schule?" „Manchmal." „Nur manchmal? Spielst du denn nicht gerne mit anderen?" „Doch, eigentlich schon ..." „Aber?" Sophie drehte sich weg. Tilia wartete eine Weile, aber das Mädchen antwortete nicht. „Ich glaube fast", sagte die junge Frau schließlich, „es ist bei dir so wie es bei Mama war, als sie ein Kind war. Wenn viele andere Menschen um dich herum sind, fühlst du dich nicht gut, selbst wenn es deine Schulkameraden sind, stimmt's?" „Hm." Sophie nickte einmal kurz. „Ich glaube, jeder Mensch kann Freunde gewinnen", fuhr Tilia fort. „Man muss sich nur trauen, auf sie zuzugehen, und wenn es nur ein paar wenige sind. Aber je länger man damit wartet, desto schwieriger wird es. Du bist ja noch sehr jung, also gib dir einen Ruck und versuch's." „Wie denn?" Sophie griff nach Fuzzy, dem Plüschhasen und drückte ihn an ihre Brust.

„Ach, weißt du, Sophie", antwortete Tilia, „ich hätte da schon so eine Idee ..." Sophie schaute vorsichtig zu der jungen Frau hinüber. „Mach doch einfach eine Party!" Tilia zog die Augenbrauen hoch und lachte. Doch Sophie schien dieser Vorschlag nicht sonderlich zu gefallen. Wortlos senkte sie den Kopf und ließ Fuzzy auf ihren Schoß sinken. „Mag ich nicht", war ihr kurzer und fast schnippischer Kommentar. Tilia drückte ihre Hände auf die Oberschenkel des Mädchens und richtete sich auf. Dann setzte sie sich zu Sophie auf die Bettkante und legte den Arm um sie. „Na ja, vielleicht keine normale Party. Ich dachte eher an eine bei mir." „Bei dir?" Sophie drehte sich flugs zu Tilia um. „Ja, warum nicht. Mach doch eine Party bei der Linde hinter eurem Haus. Ich bin ja die Essenz der Linde, drum lade ich euch zu mir ein und feiere auch gerne mit! Du lädst Lea und alle die, mit denen du gerne befreundest wärst, zur „Lindenbaum-Party" in den Garten ein. Und Papa natürlich auch, der soll für euch den Grill anwerfen und sich ein paar tolle Spiele ausdenken."

„Lindenbaum-Party" lachte Sophie laut auf. „Gefällt dir der Vorschlag?" Sophie zögerte mit einer Antwort, doch lächelte sie immer noch vor sich hin. „Ja – vielleicht ...", sagte sie schließlich. „Aber nur mit denen, die ich mag!" fügte sie hastig hinzu. „Ja klar, nur mit denen, die du magst", wiederholte Tilia. Dann stupste sie Sophie leicht in die Seite und lachte: „Es sind also nicht alle doof?" „Na ja", antwortete die Kleine und lachte weiter, „nicht alle – aber fast!"

Sophie drehte ihren Plüschhasen zwischen den Fingern. Dann fiel ihr Blick plötzlich auf die Flasche, die auf dem Nachttisch stand. Sie legte Fuzzy beiseite und griff nach dem Spray. „Glaubst du an Energievampire?" „Was soll das denn sein?", entgegnete die junge Frau. „Das sind Menschen, die anderen Energie abzapfen, um sich davon zu ernähren", klärte sie Tilia auf. „Sie lauern überall und warten nur darauf, ein Opfer packen zu können. Dann wird man krank. Man muss höllisch auf der Hut vor denen sein und darf auf keinen Fall näheren Kontakt zu ihnen haben. Und die spagyrischen Essenzen in dem Fläschchen da, die helfen davor, kämpfen gegen diese Vampire und wehren sie ab." „Zeig mal her." Tilia griff nach der Flasche und schaute sie sich an. „Wer kommt denn auf so eine verrückte Idee?" „Frau Mayer. Das ist die Heilpraktikerin von Mama. Die hat uns auch dieses Spray gegeben, mit dem mich Mama nun jeden Abend besprüht. Aber die Frau Rose hat schon gesagt, dass das alles gar nicht stimmt. Glaubst du auch nicht daran?"

„Nein, Sophie, das tue ich nicht. Und selbst wenn es solche Vampire geben würde, dann wären wir spagyrischen Essenzen nicht dazu da, diese abzuwehren. Wer so etwas behauptet, kennt uns nicht. Wir wollen euch Menschen an eure Stärken und inneren Kräfte erinnern, an das Heile und Ganze, das tief in euch unangetastet ruht und immer da ist. Wenn ihr euch stets eures unverwundbaren Heilseins bewusst wäret, könnte nichts Schlechtes von außen euch verunsichern und ängstigen. Nur weil ihr keine Verbindung mehr zu eurem heilen

Kern in euch habt, haben irgendwelche Leute die Sache mit den Energievampiren erfunden – und machen die Ängste der Menschen damit nur noch schlimmer. Ach, wir wünschten uns, ihr Menschen würdet mehr auf die Weisheit eurer inneren Stimme lauschen als auf die Ängste, die man euch eingeimpft hat."

Tilia stellte die Flasche wieder zurück auf den Nachttisch. „Folge nicht jenen, die dir zuerst Angst machen und dann das Heilmittel gegen diese Angst anpreisen. Folge du der Kraft deines Seelenlichts." Dann stand sie auf, ging zu ihrem Baum und stellt sich zwischen seine Zweige. „So, meine Kleine, nun wird es Zeit für mich. Und du solltest jetzt schlafen, nicht wahr?" Sophie nickte. „Werde ich dich dann in unserm Lindenbaum sehen können, wenn wir die Party feiern?", wollte sie noch wissen. Tilia lächelte sanft. „Du schon", flüsterte die junge Frau leise. Dann hüllten sich Tilia und der Baum in einen weißen Nebel und verschwanden.

Sophie fühlte sich ein bisschen traurig, nun wieder allein zu sein. Aber sie war froh, dass Tilia heute bei ihr gewesen war. Und die Idee mit der „Lindenbaum-Party" fand sie nun ganz toll. Sie legte sich in ihr Bett, drehte sich gleich zur Seite und begann aufzuzählen, wen sie dazu einladen würde.

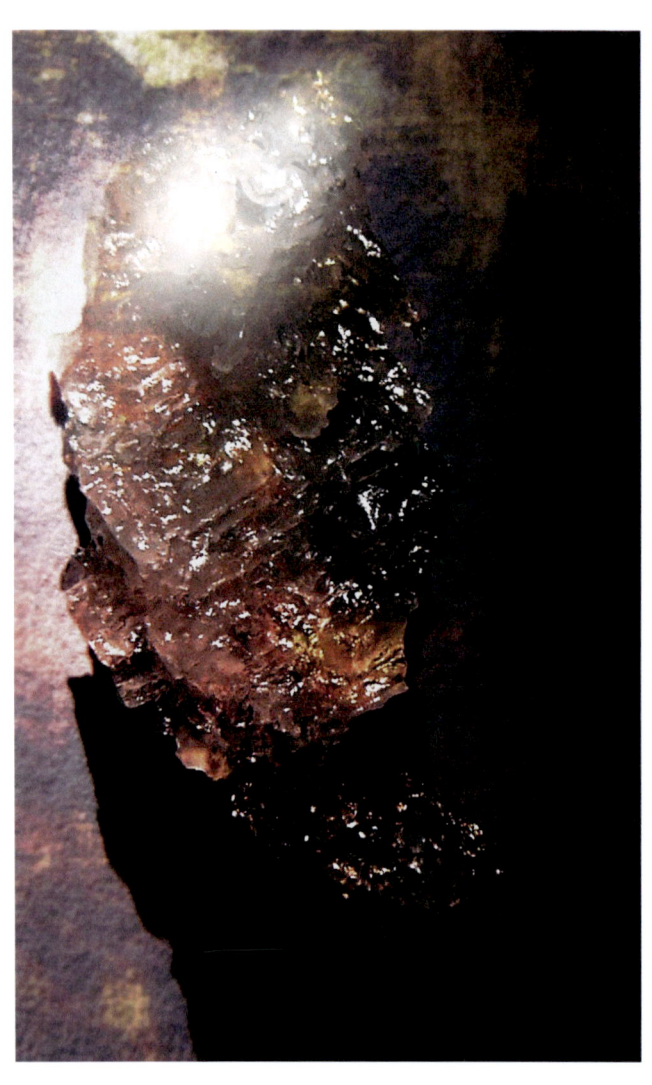

Magnesium chloratum

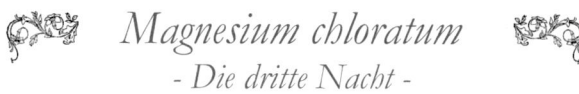

Magnesium chloratum
- Die dritte Nacht -

Kaum hatte sich Sophie am nächsten Abend ins Bett gelegt – das „Sprüh-Ritual" ließ sie ohne Murren über sich ergehen – da drehte sie sich zum Fenster und beobachtete gespannt das fahle Licht, das durch den Vorhang drang. Ob sie wohl auch heute Besuch bekommen würde? Lange Zeit geschah nichts. Nur hin und wieder huschte der Schein vorbeifahrender Autos an der gegenüberliegenden Wand entlang.

Schon begannen Sophies Augen schwer zu werden, da klopfte es plötzlich leise an die Fensterscheibe. Sophie erschrak, war sie doch darauf eingestellt, dass sich die Wesen langsam aus einer Art Nebel heraus zeigten. Nun aber pochte es sachte an das Glas, so, wie wenn jemand vorsichtig mit einem Bleistift oder einem Kugelschreiber dagegen schlug. Das Mädchen war sofort hellwach und richtete sich auf. Es klopfte unablässig weiter, in unregelmäßigen Abständen, als wollte jemand Morsezeichen geben. Sehen konnte Sophie aber nichts. Plötzlich jedoch lachte jemand im Zimmer hell auf. Sophie zuckte zusammen und dreht den Kopf ruckartig in die Richtung, aus der das Lachen kam. Am Fußende ihres Bettes nahm sie schemenhaft ein Gebilde wahr. Doch was war das?

Sophie konnte die unscheinbaren Umrisse eines steinigen, fast felsigen Gegenstandes ausmachen, auf dessen Spitze sich ein weißes, wattiges Etwas befand. Es bewegte sich leicht hin und her, genau im Rhythmus des

Klopfens an die Fensterscheibe. Und in dieser undefinierbaren Substanz schaute sie lachend ein Gesicht an. Das war so lustig, dass auch Sophie sogleich lachen musste, ganz verhalten und leise zwar, aber doch deutlich vernehmbar. „Wer bist du denn?" brach es schließlich aus ihr heraus, lauter als sie es gedacht hatte.

Das Gesicht lachte weiter, als ob es die Frage nicht gehört hätte. Nach einer Weile rief Sophie der eigenartigen Gestalt nochmals zu: „Hallo, du da, hörst du mich?" Da zuckte das Gesicht plötzlich zusammen und schaute mit großen Augen und halbgeöffnetem Mund zu dem Kind hinüber, das aufgerichtet in seinem Bett saß. Im selben Augenblick sprang eine winzige Gestalt aus der weißlichen Spitze des kleinen Berges, der sich an Sophies Bettende aufgebaut hatte. Sie hopste auf die Bettdecke und hüpfte wie ein Frosch auf das Mädchen zu. Erst kurz vor Sophies Händen, die sie blitzartig vor ihre Brust gedrückt hatte, blieb der Winzling stehen.

„Ha", fing die kleine Gestalt zu reden an, mit einer seltsam hohen und leicht krächzenden Stimme. „Da hab ich dich doch ganz schön an der Nase rumgeführt, was?" Sophie schaute verwundert und auch etwas ängstlich auf die seltsame Figur, die vor ihr auf der Decke kauerte. „Schaut die Kleine doch wie gebannt dorthin, wo es klopft, dabei bin ich längst schon da, hahaha ..." Wieder begann das zwergenhafte Wesen heftig zu lachen und hielt dabei seinen tüchtig wackelnden Bauch mit beiden Händen. „Oh, ihr Menschen seid doch ziemlich verrückt. Immer starrt ihr nach draußen und meint, das Wichtige dort erblicken zu können. Dabei ist das wirklich Bedeutende doch längst schon in euch drin!"

„Wer ..." Sophie versuchte zögernd ihre Frage von vorhin zu wiederholen. „Wer bist du denn?" Abrupt stellte der kleine Besucher sein Lachen ein und versuchte, rasch ein ernstes Gesicht aufzusetzen. „Ups, ich habe mich ja noch gar nicht vorgestellt, wie unhöflich aber auch ... Gestatten: Spagyrischer Salzkobold Magnesium chloratum aus der Sippe der Magnesiumsalze im Reiche der Mineralessenzen. Kannst aber ruhig Boldi McChlor zu mir sagen." Beim letzten Satz war seine Stimme in einen sonoren Basston gewechselt, was wohl Vertrauenswürdigkeit signalisieren sollte. Und dabei blinzelte er auch noch verstohlen mit dem rechten Auge.

Was wohl um alles in der Welt ein spagyrischer Salzkobold ist, dachte sich Sophie sogleich. Sie hatte ja die spagyrischen Essenzen der Rose und der Linde schon kennengelernt, dass es aber ein Reich der Mineralessenzen gibt mit Salzen, Sippen und Kobolden, das überraschte sie doch sehr. „Sag nichts, Sophie", fuhr der Kobold in gewohnter Stimmlage fort, „ich weiß was du denkst. Wir spagyrischen Essenzen leben in zwei Reichen. Die Pflanzenessenzen haben ihr Reich und wir Mineralessenzen haben unseres. Aber wir sind sehr eng und in Freundschaft miteinander verbunden und helfen uns gegenseitig gerne." Boldi McChlor verzog sein Gesicht wieder zu einem Lachen, das auf Sophie irgendwie ansteckend wirkte, denn sie musste nun auch lachen, zumindest leise und hinter vorgehaltener Hand. So fasste sie Zutrauen zu dem Salzkobold.

„Gibt es dann in eurem Reich nur Kobolde und bei den Pflanzenessenzen nur gute Feen?", fragte sie, woraufhin der Kobold schon wieder schallend zu lachen begann. „Aber nein, kleines Ding", antwortete er. „Wir Essenzen können für euch alles sein, je nachdem, was gut für euch ist und was ihr gerade nötig habt. Mal sind wir eine schöne Fee, mal eine gute Oma, mal ein strenger Lehrer, mal ein Freund oder eben auch ein Kobold, ein Narr. Ich dachte mir, es wäre für dich im Moment ganz gut, wenn ich ein Kobold bin. Ist das okay?"

Sophie wich etwas zurück und ihr Gesicht wurde ernst. „Aber, Kobolden ..." Ihre Stimme begann zu stocken. „Kobolden – denen darf man doch nicht trauen." „Was? Wer sagt das?" Boldi McChlor hatte sich mächtig aufgerichtet – soweit es seine Körpergröße zuließ – und stemmt die Fäuste in die Seiten. „Na, das sagt doch Albus Dumbledore, der große Zauberer von Harry Potter", war Sophies rasche Antwort. „Dumbledore?" Der Salzkobold riss seine Augen auf, als er den Namen hörte. Dann aber brach er wieder in sein gewohntes, krächzendes Lachen aus. „Dumbledore! Der gute alte Dumbledore! Ja, natürlich Albus Dumbledore, Albus Percival Dumbledore!" Der Winzling krümmte sich vor Lachen und schlug sich dabei mit den Handflächen auf die Knie. Sophie war irritiert. Es sah so aus, als wolle sich der Salzkobold über einen der größten Zauberer lustig machen, den es je gab. Sie mochte Dumbledore sehr. Als Boldi McChlors Lachanfall sich legte, schaute er mit wässrigen Augen zu dem Kind hoch, das sich verstört das Kopfkissen um den Leib geschlagen hatte und fest an sich presste. Er bemerkte, dass er Sophie nun sehr verunsichert hatte. Sogleich wurde er still und ging vorsichtig einige Schritte auf das Mädchen zu.

„Ja, gewiss", begann der Kobold leise zu reden, „Dumbledore ist ein großer Zauberer. Zumindest in der Welt, in der die Geschichte von Harry Potter spielt. Aber diese Welt entsteht nur, wenn man den Buchdeckel aufklappt oder sich den Film anschaut. Schlägt man das Buch wieder zu oder schaltet man den Bildschirm aus, dann gibt es diese Welt nicht mehr." Die Stimme der kleinen Gestalt hatte ihr Krächzen verloren und seine Gesichtszüge wurden freundlich. „Bei Harry Potter sind Kobolde gerissene Burschen, das stimmt. Bei der kleinen Sophie aber zeigt sich gerade die Essenz eines Magnesiumsalzes als Kobold, weil sie das, was sie dir sagen möchte, so am besten klarmachen kann." Nun lächelte der Salzkobold, ließ sich auf die Decke sinken und kroch auf allen Vieren das Kopfkissen hoch. Als er an Sophies linkem Arm angelangt war, setzte er sich in die Ellenbeuge und vergrub sich in den Stoff ihres Schlafanzuges.

„Eigentlich sind Kobolde ja Hausgeister, gute Geister, die zwar allerlei Schabernack anstellen, aber auch zwei sehr wichtige Tugenden haben. Kennst du diese, Sophie?" Das Mädchen schüttelte zögerlich den Kopf. Es musste sich erst daran gewöhnen, den Salzkobold so nah bei sich zu haben. „Kobolde", fuhr Boldi McChlor fort, „hüten das Heim der Menschen und auch die verborgenen Schätze des Hauses. Das ist die eine Tugend. Und die zweite ist: Sie bringen die Menschen immer wieder zum Lachen, gerade auch dann, wenn sie scheinbar dumme und böse Sachen anstellen. Darum bin ich, die Essenz des Magnesiumchlorids, heute als Kobold zu dir gekommen." Sophie hörte dem Männlein auf ihrem Arm aufmerksam zu und spürte schon bald, dass sie ihm vertrauen konnte – egal, was bei Harry Potter stand.

„Also gut", setzte der Kobold seine Rede fort, „dann fangen wir mal mit dem Schatz im Haus der Seele an. Jeder Mensch hat seinen eigenen Schatz tief in sich drin.

Schätze sind immer sehr kostbar und machen die Menschen reich. Aber das ist kein Reichtum, wie wenn einer viel Geld hat. Ich sag's mal so: Das ist eine ganz persönliche innere Kraft und Stärke. Und die sieht bei jedem anders aus. Das Tolle dabei ist, dass sie immer da ist und nie verloren geht. Nichts und niemand kann sie uns stehlen. Wenn man aber vergisst, dass sie immer da ist, dann bekommt man Probleme. Dann fühlen sich die Leute schlecht und krank, wenn das Leben schwierig wird und viel Kraft von ihnen fordert. Kennst du das, Sophie?" Das Mädchen senkte die Augen und nickte kaum merkbar mit dem Kopf.

„Dann aber kommen Leute, die sagen: ‚Ja, in dir ist die Kraft – aber sie ist in einem Keller eingesperrt. Und wir sind es, die die Schlüssel zu dem Verlies haben.' Sie wollen dir weismachen, wir spagyrischen Essenzen seien magische Schlüssel, um den Kerker aufzuschließen und zum Schatz zu kommen. Ach, Sophie", lachte der Kobold kräftig auf, „wir Essenzen sind doch keine magischen Schlüssel, wir sind Taschenlampen!" Während Boldi McChlor weiter lachte, kniff Sophie leicht die Augen zu. Was der Kobold sagte, hörte sich zwar lustig an, aber verstehen konnte sie es nicht. „Taschenlampen?", fragte sie erstaunt nach, „Warum denn Taschenlampen?" „Ist doch ganz einfach", antwortete der Kobold. „Wer braucht schon einen Schlüssel, wenn er längst drinnen ist? Wenn es aber dort sehr dunkel ist und man den Schatz nicht sehen kann, dann ist eine Taschenlampe doch viel wichtiger als ein Schlüssel, nicht wahr?"

Nach diesen Worten sprang der Kobold von Sophies Arm und hüpfte wieder zum Fußende des Bettes. „Jetzt wird es aber Zeit für mich zu gehen – und du solltest nun schlafen, kleines Ding." „Aber das mit der Taschenlampe ..." Sophie richtete sich rasch auf. Ihr war, als wollte der kleine Wicht mittendrin davonrennen, denn so ganz eingeleuchtet hatte ihr die Antwort des Koboldes nicht. „Taschenlampen zeigen dir, was im Dunkeln da ist", entgegnete dieser sogleich. „Wir spagyrischen Essenzen zünden für euch das Licht an, wenn ihr den Schatz in eurer Seele vergessen habt. Das ist unsere Aufgabe, nicht mehr und nicht weniger." Mit diesen Worten sprang er wieder auf die weiße Spitze des Steinklotzes, der noch immer am Ende von Sophies Bett stand.

„Und das mit der zweiten Tugend?" Sophie wollte den Kleinen nicht so schnell gehenlassen. „Die Sache mit dem Lachen?" „Ach ja, das Lachen!", rief Boldi McChlor laut auf. „Da muss ich doch keinen großen Vortrag drüber halten, oder? Habe ich dich heute zum Lachen gebracht?" Sophie nickte lächelnd. „Und? Wie fühlt sich das an, wenn man lacht?" „Gut!" antworte sie mit einem breiten Grinsen. „Wenn man lacht, wird man schneller gesund, merk dir das, Kleines!" Dann drehte sich der Kobold um und verschwand in dem weißlichen Gebilde, das wie Schnee aussah. Und plötzlich war wieder nur das lachende Gesicht zu sehen, ganz so wie zu Beginn.

Am Fenster begann es neuerlich zu klopfen. Instinktiv drehte sich Sophie um. Doch – sie hätte es ja wissen können – da war nichts. Als sie wieder zum Fußende ihres Bettes blickte, war der Steinklotz verschwunden. Kobolde sind eben zu Schabernack aufgelegt, kam es ihr sogleich in den Sinn. Lächelnd legte sie sich nieder, kicherte noch einmal kurz auf und schlief dann bald ein.

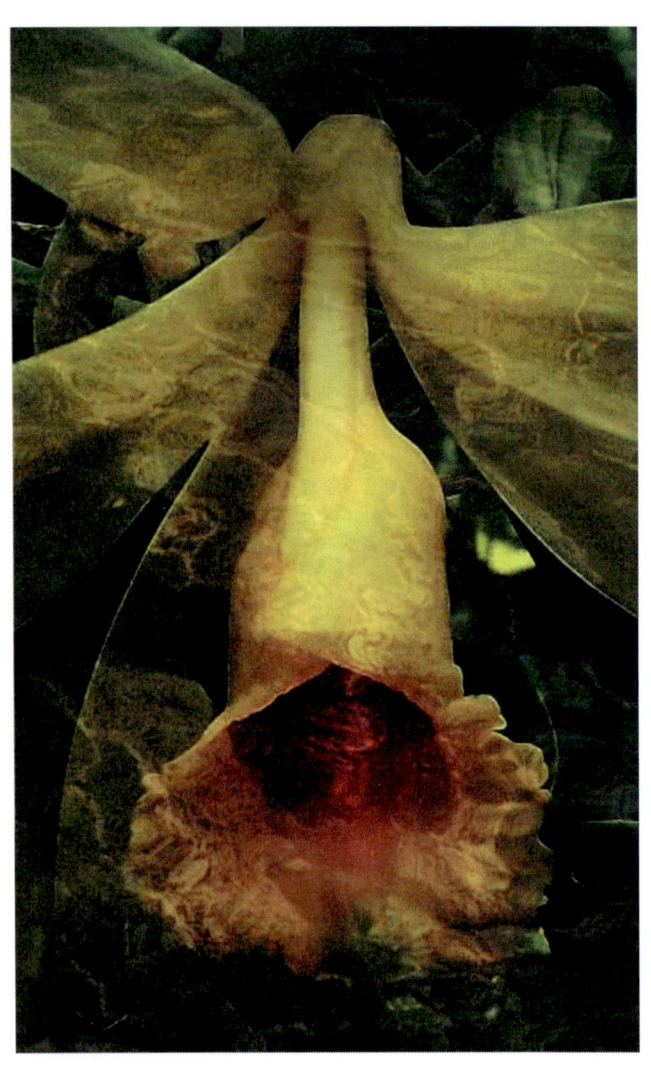

Vanilla

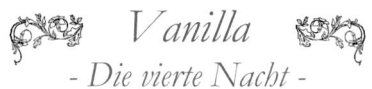

Vanilla
- Die vierte Nacht -

„Du bist seit ein paar Tagen irgendwie besser drauf, hab ich recht?" Mama stellte das Spray auf den Nachttisch und streichelte flüchtig über den Kopf des Kindes. „Ich glaube, die Spagyrik wirkt schon. Ist das nicht schön?" Sophie lächelte verlegen und drehte den Kopf zur Wand. „Gute Nacht, Mama!" „Gute Nacht, Sophie, schlaf schön." Die Mutter löschte das Licht und schloss leise die Tür. Sophie rückte mit dem Gesicht noch etwas näher zur Wand. Ihre weit offenen Augen starrten auf die pinkfarbenen Muster der Tapete. Ja, Mama hatte recht, sie fühlte sich jetzt besser als noch vor ein paar Tagen. Doch ob das an dem Sprühen lag?

Ganz gewiss nicht. Da war sich Sophie sicher. Der wahre Grund ..., ja, das war ihr Geheimnis, das sie auch für sich behalten wollte. Oder sollte sie Mama davon erzählen? Von den Essenzen, die ihr Abend für Abend vor dem Einschlafen erschienen und so schöne Worte sagten, die ihr einfach gut taten? Und dass das ganz andere Essenzen waren als die in dem Vampir-Spray? Sie war sich unsicher. Als ihre Gedanken so kreisten hörte sie plötzlich eine leise Melodie im Raum erklingen. Sogleich wusste Sophie, dass es wieder soweit war. Ohne zu zögern und mit einem Ruck drehte sie sich um. Was sie erblickte, war unbeschreiblich schön.

Unweit von ihrem Bett erhob sich eine große Blüte mit grünlich-gelben Blättern. Sie war recht seltsam gebaut, denn sie richtete sich nicht nach oben, sondern sah wie ein großes, gebogenes Rohr aus, das auf dem Boden stand. Fast erinnerte sie an ein schön verziertes, goldenes Alphorn. In dem Rohr aber funkelte es in einem feurigen Rot. Darin schien sich etwas zu bewegen – und von dort kam auch die Musik. Es waren Gitarrenklänge, dazu ein Klatschen und eine Art Klappern wie auf Holz. In der großen Öffnung der Blüte tanzte etwas im Rhythmus der Musik. Wieder ein Kobold? Ein tanzender Kobold? Sophie schaute wie gebannt auf das rote Flackern und die Figur, die sich schemenhaft in dem farbigen Licht abzeichnete. Nicht lange und sie erkannte eine Frau, die sich in weitem, rotem Kleid zum feurigen Rhythmus der Musik drehte. Als die Tänzerin nur wenig später klar und deutlich zu erkennen war, wurde sie plötzlich größer und schwebte allmählich aus der Blütenöffnung hervor. Kurz darauf war sie so groß wie ein erwachsener Mensch. Es war eine Flamenco-Tänzerin, die vor dem Bett der kleinen Sophie ihr rotes Kleid durch die Luft wirbeln ließ. Sie hatte schwarze, hinten zu einem Knoten gebundene Haare und ihre großen, silbernen Ohrringe schlugen im Takt der Musik hin und her. Nun konnte Sophie das Gesicht der Frau sehen. Als sie der Frau aber direkt in die Augen blickte, erschrak sie zutiefst. „Mama?"

   Mama – Ja, Sophie sah ihre Mutter, wie sie sich graziös im Takt der feurigen, spanischen Musik drehte. Als diese das Kind rufen hörte, hielt sie inne und drehte sich ihm zu. Die Musik wurde leiser und verstummte schließlich ganz. Die Frau lächelte, trat einige Schritte zu Sophie heran und sagte: „Hallo, meine Kleine." Dann setzte sie sich auf die Bettkante und strich dem Mädchen übers

Haar. Sophie war von dieser Erscheinung nicht nur überrascht, sondern auch verunsichert. Sie zuckte bei der Berührung zusammen und versuchte instinktiv der Hand auszuweichen. Nach einer Weile sagte sie leise: „Du bist ..." Sophie stockte die Stimme. „Du bist nicht Mama?" Die Frau lächelte und schüttelte leicht den Kopf. „Natürlich bin ich das nicht, Sophie. Mein Freund, der Salzkobold, hat es dir ja bereits erklärt. Wir spagyrischen Essenzen erscheinen euch Menschen oft in jener Gestalt, durch die ihr eine bestimmte Botschaft am besten aufnehmen könnt. Ich bin Vanilla, die Essenz der Vanille. Für dich bin ich heute in die Gestalt deiner Mutter geschlüpft."

„Und warum?" Sophie hatte ihre Zurückhaltung zwar abgelegt, trotzdem hielt sie sich auf Distanz zu der vor ihr sitzenden Frau, die wie ihre Mutter aussah. „Nun", antwortete diese mit leiser Stimme, „deine Mutter sorgt sich sehr um dich und tut alles, damit es dir gut geht. Sie ist bekümmert darüber, dass du Schwierigkeiten in der Schule hast und vielleicht auch mit deinem Papa." „Aber das stimmt doch gar nicht!" Sophie fiel der Frau ohne zu zögern ins Wort. „Ich habe keine Probleme mit meinem Papa. Das bildet sich Mama nur ein. Ich hab meinen Papa lieb!" Vanilla blieb ruhig und lächelte weiter. „Und ein Vampir ist er auch nicht!" Sophie hatte einen entrüsteten Ton in der Stimme, und beim letzten Satz schlug sie ihre Unterarme heftig auf die Bettdecke. „Aber das wissen wir ja, liebes Kind", beruhigte sie Vanilla sogleich. „Ich möchte mit dir auch gar nicht über deinen Vater reden, sondern über deine Mutter."

Vorsichtig rückte die Frau in dem schönen roten Kleid noch ein Stück näher an Sophie heran. „Hast du gewusst, dass deine Mama sehr gerne getanzt hat, als sie noch eine ganz junge Frau war?" Sophie schüttelte den Kopf. „Tanzen war ihr Hobby. Sie war eine sehr gute Tänzerin." Vanilla legte ihre Hand auf Sophies Unterarm. Diesmal wich das Mädchen nicht zurück. „So wie du?" fragte sie mit leiser Stimme. Die Frau lachte. „Ja", sagte sie, „so wie du mich hast tanzen sehen, kannst du dir deine Mama als junge Frau vorstellen. Schön, nicht wahr?" Sophie war überrascht. Sie hatte ihre Mutter nie tanzen sehen. „Als sie dann deinen Papa kennengelernt hat, war das Tanzen für sie nicht mehr so wichtig. Denn im Gegensatz zu ihr tanzte dein Vater gar nicht gerne. Papas Familie war streng religiös. Da waren Tanzen und andere Vergnügungen verpönt. Weil deine Mutter aber den Papa sehr, sehr liebte, war sie bereit, ihr regelmäßiges Tanzen aufzugeben. Sie dachte, die Liebe zu diesem Mann würde den Verlust mehr als nur ausgleichen. Mit der Zeit aber spürte sie, dass dies vielleicht doch nicht so ist." Sophie hörte Vanilla aufmerksam zu.

„Deine Mama hatte sich ihrem Mann zuliebe der christlichen Gemeinde angeschlossen, der seine Familie angehörte. Allmählich übernahm sie deren Gedanken und Überzeugungen und war sich sicher, diese wären auch für sie die richtigen. Aber das waren sie nicht. Alles, was Freude am Leben und Spaß machte, war verboten. Deine Eltern gingen nie zum Tanzen, tranken keinen Alkohol und hatten nur mit den Mitgliedern dieser Gemeinde näheren Kontakt, die alle auch so dachten und handelten wie sie. Im Laufe der Jahre fühlte sich deine Mutter immer mehr eingesperrt. Aber sie sagte nichts, auch dem Papa nicht. Denn ihre tiefe Liebe zu ihm war ungebrochen. Von da an begann sie traurig zu werden –

die Fachleute sagen depressiv. Glaub mir, Sophie, die Traurigkeit deiner Mutter ist nicht durch die Scheidung entstanden. Sie hat eine ganz andere Ursache." Sophie sah die Frau mit großen Augen an. All das wusste sie nicht. Nun begann sich plötzlich ein anderes Bild ihrer Mutter abzuzeichnen.

„Deine Mutter ist von ihrem wahren Wesen her ein sehr lebensfroher Mensch. Dass alles, was im Leben Freude und Spaß macht, schlecht und böse sein soll, hat ihre Seele eigentlich nicht akzeptiert. Aber die Mama hat diese fremden Gedanken übernommen – doch sie passten nicht zu ihr. Und so hat deine Mutter nie ihr wahres Leben gelebt." Vanilla legte ihre Hand auf Sophies Hände. „Du wirst dich sicher fragen, was das alles mit dir zu tun hat, nicht wahr?", fragte sie. Die Frau wartete nicht auf Sophies Antwort, sondern sprach gleich weiter.

„Dr. Jung, ein weiser alter Seelenarzt, hat einmal gesagt: *Nichts hat einen stärkeren Einfluss auf das Leben der Kinder als das ungelebte Leben der Eltern.* Das wirst du jetzt wohl nicht verstehen, Sophie, dazu bist du noch zu klein. Ich sage es dir aber jetzt schon, damit du dich später daran erinnerst: Mutter, Vater, Kinder, Großeltern – alle Mitglieder einer Familie sind verbunden durch ein inneres Band. Und so wirkt das Leben, das ein Mitglied führt, irgendwie immer auch auf die anderen, manchmal sogar über Generationen hinweg. Das wissen auch viele Leute, die mit uns spagyrischen Essenzen arbeiten. Aber leider schauen sie dabei oft nur auf das Ungute und Belastende, selten auf das Gute und Schöne, das eine Familie verbindet. Und deshalb gehen sie oft nicht der Frage nach, warum dieses Positive manchmal nicht mit Leben gefüllt werden konnte."

Vanillas Blick fiel auf das Fläschchen mit dem Spagyrik-Spray. Es stand wie seit Tagen schon auf dem Nachttisch neben Sophies Bett. Dann senkte sie leicht den Kopf und sagte: „Es betrübt mich ein bisschen, dass man den Fläschchen solche Namen gibt wie ‚Energievampire'. Das ist nicht gut. Worte können eine große Kraft haben. Eigentlich wissen diese Menschen das ja auch – und trotzdem handeln sie so. Ich frage mich: Warum tun sie das? Wer andere Menschen mit so einem Namen benennt, entmenschlicht sie. Niemand aber darf einem anderen das Menschsein rauben – und sei es nur mit einem Wort. Dass viele Menschen das nicht erkennen, macht mich sehr traurig."

Sophie hatte den Worten Vanillas aufmerksam zugehört. Alles verstand sie in der Tat nicht, sie spürte aber, dass die Frau ihr eine gute Botschaft übermittelte. Überhaupt redeten die Essenzen immer viel von guten Dingen. Nie sprachen sie schlecht von Situationen oder Menschen, weder Rosa, noch Tilia oder Boldi McChlor. So war es nun auch bei Vanilla. Sie alle gaben Sophie stets das Gefühl, dass das Gute und das Schöne eine große Kraft besitzt, besonders wenn man an sie glaubt – und vor allem, wenn man der Welt und den Mitmenschen auch im Geist des Guten und Schönen begegnet. Scheinbar hatten Ideen wie die von den Energievampiren in ihrem Denken und Fühlen keinen Platz.

Vanilla wusste, was das Kind bewegte und welche Gedanken in ihm kreisten. Sie streichelte Sophie nochmals über die Stirn, dann stand sie auf und ging zurück zur großen Blüte, die noch immer in einem warmen gelblichen Licht mitten im Zimmer stand. „Wenn die Menschen mit nur etwas mehr Liebe auf ihre Eltern und ihr Leben in der Kindheit zurückschauen könnten, hätten sie es im späteren Leben leichter", sagte sie und hob mit ihrer Linken das rote Kleid leicht an. Ganz leise setzte die Musik wieder ein, und die Frau begann erneut in ihrem Takt zu tanzen. Dabei wurde sie kleiner und kleiner, bis sie schließlich wieder in der Öffnung der Blüte verschwand. Wie am Anfang sah Sophie nur ein rotes Flimmern und Flackern. Dann hörte sie nochmals Vanillas Stimme, die durch die Rhythmen der Musik hindurchklang: „Jeder Mensch hat ein Recht auf Lebensfreude, eine Freude, die Leib und Seele umfasst. Wenn sie ihre Wurzeln in der Liebe hat, dann wird diese Freude eine heilige sein." Nach diesen Worten verschwamm das Bild der Blüte vor Sophies Augen und die Musik verstummte.

   In dem Augenblick, da der letzte Ton in der Luft verhallt war, schloss das Mädchen die Augen und schlief ein.

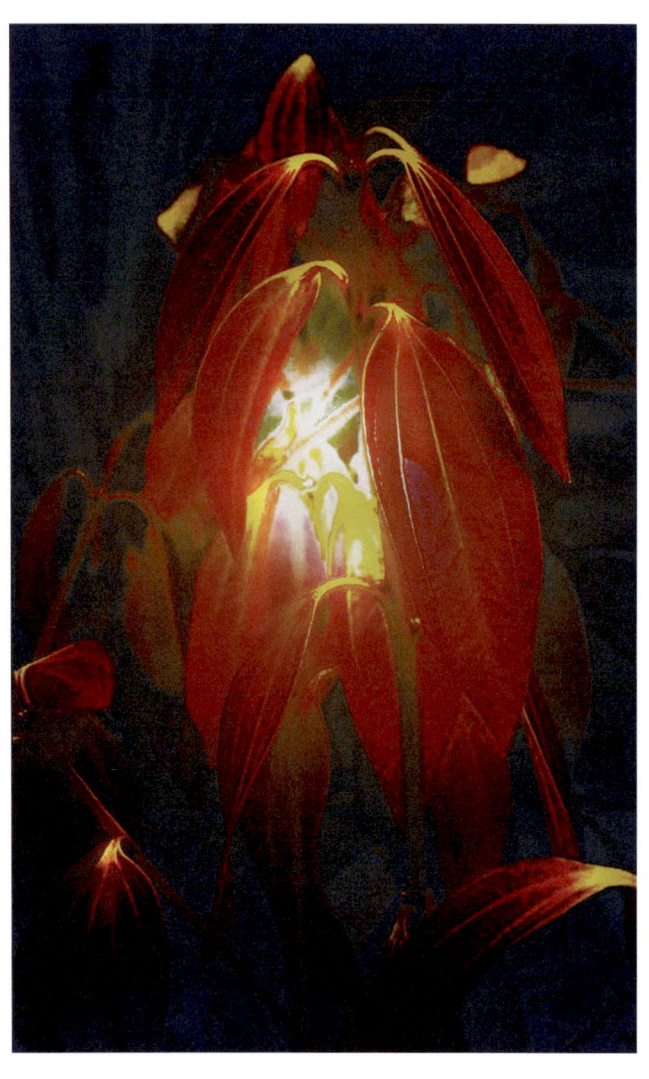

Cinnamomum zeylanicum

Cinnamomum zeylanicum
- Die fünfte Nacht -

Der darauffolgende Tag war für Sophie sehr schön. Nachmittags war ihre beste Freundin Lea zu Besuch. Das Wetter war schlecht und es regnete ununterbrochen. So vertrieben sich die Kinder in Sophies Zimmer die Zeit mit mancherlei Spielen. Lea hatte ihre neusten Hörspiel-CDs mitgebracht. Die beiden Mädchen ließen sich von den Geschichten in märchenhafte Welten versetzen und spielten nach dem Anhören Szenen daraus nach. Das Spagyrik-Fläschchen hatte Sophie in der Schublade versteckt. Sie wusste, wie neugierig Lea war und wollte nicht, dass sie entsprechende Fragen stellt. Nachdem Lea am Abend gegangen war, wurde Sophie rasch müde und wollte früher als gewöhnlich zu Bett gehen. Das verwunderte ihre Mutter und sie fragte, ob ihr auch nichts fehle oder ob sie vielleicht gar krank sei. Doch Sophie legte sich fast vergnügt ins Bett und ließ das Besprühen mit dem Spray mit einem Lächeln auf den Lippen über sich ergehen.

Sie konnte es kaum erwarten, bis Mama aus dem Zimmer gegangen war. Als es endlich soweit war, drehte sich Sophie rasch zur Seite und blickte gebannt auf das fahle Licht, das durch den Vorhang drang und sich wie ein grauer Fleck auf den Fußboden des Kinderzimmers gelegt hatte. Lange Zeit geschah nichts. Nur das leise Gluckern in der Regenrinne über dem Fenster verriet, dass der Regen nicht aufgehört hatte. Plötzlich aber ging auf dem Schreibtisch ein schwaches bläuliches Licht an. Es war das Display von Sophies CD-Player, mit dem die beiden Freundinnen am Nachmittag die Hörspiele angehört hatten. Er begann leise zu surren, so wie wenn eine CD zu laufen anfängt. Und das war in der Tat auch so: Auf einmal war Musik zu hören, nicht sehr laut, aber doch deutlich vernehmbar. Doch was waren das nur für Klänge?

Sophie konnte das rhythmische Schlagen kleiner Glöckchen hören, in das sich langsam eine ihr sehr vertraute Melodie mischte. Es war „Jingle Bells", das bekannte Weihnachtslied. Das war doch ihre geliebte Weihnachts-CD, kam es ihr sofort in den Sinn. Aber die hatte sie schon lange nicht mehr gehört, jetzt, da es schon Mai war. Wirklich, es war Sophies Weihnachts-CD, und der Kinderchor fing fröhlich an zu singen: *„Dashing throug the snow ..."* Sophie wusste, dass sie nun wieder Besuch bekommen würde. Und so war es auch.

Es begann damit, dass es an der Decke über dem Schreibtisch eigenartig zu knacken anfing. Der Putz löste sich in kleinen Bröckchen und es staubte nicht wenig. Dann kamen plötzlich zwei dicke, schwarze Stiefel durch die Decke, und noch ehe Sophie genau erkennen konnte, was sich vor ihren Augen abspielte, plumpste auch schon ein dicker, alter Mann vor ihr auf den Boden. Dabei fiel er auf seine Knie und musste sich mit beiden Händen abstützen, um nicht der Länge nach bäuchlings vor Sophies Bett zu fallen. „Boaa", ächzet der Alte, nachdem er sich etwas gefangen hatte, „durch den Kamin geht's aber wesentlich einfacher!" Mühsam richtete er sich auf und klopfte sich den Staub von seinem roten Mantel, der ihm weit über die Knie bis zu den Stiefeln reichte. „Der Weihnachtsmann!", schoss es Sophie sogleich durch den Kopf. Ja, es bestand kein Zweifel: Das Mädchen bekam Besuch vom Weihnachtsmann – mitten im Frühling.

„Na, meine Kleine, da staunst du, was?", lachte der Alte mit dem langen Bart, während er sich den Stuhl von Sophies Schreibtisch nahm, ihn zum Bett schob und sich mit einem wohligen Seufzer darauf niederließ. Den Sack aus grober Jute, den er bei sich trug, legte er vor sich auf den Schoß. Sophie war sehr überrascht und blickte verwundert auf den Gast, der nun vor ihr saß und seine Hände mühsam aus den dicken Handschuhen zog.

„Mit mir hast du wohl nicht gerechnet", sagte der Mann mit tiefer Stimme und grinste dabei breit. Das Mädchen war noch immer derart verblüfft, dass es gar nicht antworten konnte. „Nun ja, du kennst doch das Spiel von uns spagyrischen Essenzen mittlerweile, nicht wahr?", versuchte er Sophie die Verwunderung zu nehmen. Doch diese konnte erst nach einem Moment der Stille nicken und ein flüsterndes „Ja" sagen. „Okay, Cinnamomum - Cinnamomum zeylanicum!" Der Mann streckte ihr seine fleischige Hand entgegen. Zögernd griff Sophie nach ihr und sagte leise: „Ich heiße Sophie". „Prima", entgegnete der Alte, während er die Hand des Mädchens schüttelte, „dann ist der Anfang ja gemacht!" Und wieder setzte er ein wohlwollendes Grinsen auf.

Dann machte sich der Mann an dem Jutesack zu schaffen, der auf seinen Oberschenkeln lag. „Als Weihnachtsmann muss man doch ein Geschenk dabei haben, nicht wahr, Sophie?", lachte er und kramte aus dem Sack ein in farbenfrohes Papier gewickeltes Päckchen. „Hier, für dich meine Kleine", sagte der Alte mit dem eigenartigen Namen und reichte es Sophie. „Pack es schnell aus", fügte er noch hinzu und stellte dabei seinen Jutesack wieder auf den Boden. Erstaunt blickte das Kind auf das Geschenk, das der Mann ihr auf den Schoß gelegt hatte. Zögernd und behutsam zog es das Papier ab und holte eine rote Schachtel hervor. „Komm, schau rein!", wies er Sophie an und blickte dabei gespannt auf die kleinen Finger, wie sie den Deckel der Schachtel langsam anhoben und zur Seite schoben. Vorsichtig streckte Sophie ihren Kopf und schaute neugierig hinein. Dort lag, in feines Seidenpapier gebettet und von würzig duftenden Zimtsternen umgeben, eine gläserne Kugel, in der ein kleines Licht flackerte. „Auf, hol sie raus! Sie gehört dir, mein Kind!" Cinnamomum lehnte sich in den Stuhl zurück und lächelte wie ein gütiger Großvater. „Diese wunderschöne Kugel bist du, mein kleiner Engel." Sofort schaute Sophie hoch und blickte verwundert zu dem Alten hinüber, der sich behaglich im Stuhl räkelte. „Ja, ja", sagte er, „du hast richtig gehört. Du bist eine schöne leuchtende Kugel. Ist das nicht wunderbar?"

Sophie hatte die Kugel vorsichtig in ihre Hände genommen und betrachtete sie von allen Seiten. Sie war zweifarbig. Die eine Hälfte zeigte ein helles Gelb, die andere ein tiefes Rot. In der Mitte gingen die Farben ineinander über und bildeten einen schmalen Streifen aus unterschiedlichen Orangetönen. Die Kugel wurde von innen erleuchtet, aber die Lichtquelle war nicht zu erkennen, da das Glas milchig und trübe war. „Und das soll ich sein?" Sophie blickte überrascht und ein bisschen ungläubig zu Cinnamomum hinüber. „Ja, klar doch", entgegnete ihr Gast sogleich. „Du bist so eine Kugel. Jeder Mensch ist eine Kugel. Eine gläserne Kugel mit einem leuchtenden Stern mitten drin." Der alte Mann in seinem dicken Mantel faltete die Hände vor dem Bauch und schien die Verwunderung des Mädchens zu genießen. Sophies Finger glitten bedachtsam über das Glas. Sie verstand nicht, was Cinnamomum meinte und blickte diesen mit fragenden Augen an.

„Gefällt sie dir?", unterbrach der Alte die Stille. Sophie nickte wortlos und legte die Kugel wieder zurück in die Schachtel. „Also gut, dann lass dir die Sache mal erklären." Der Mann im roten Mantel rutschte auf seinem Stuhl etwas näher an das Bett heran. Dann begann er zu erzählen: „Bevor die Menschen auf die Erde kommen, sind sie kleine Sterne am Firmament. Aber nicht an dem Sternenhimmel, den du in einer klaren Nacht siehst. Hinter diesem gibt es einen noch viel größeren und schöneren Sternenhimmel. Von da her kommen die Seelen der Menschen. Wenn ein Mensch gezeugt wird, lenkt ein bestimmter Stern einen seiner Strahlen zu jener Frau, die einmal seine Mutter werden soll und verbindet sich mit ihr. Wenn das Kind im Bauch wächst, wächst auch der Strahl und der Stern am Himmel wird kleiner. Irgendwann dann ist der Stern durch den Strahl hindurchgewandert und leuchtet nun als neue Seele im Herzen des werdenden Kindes. Dann wird das Kind geboren und hat einen eigenen Körper. Es wächst heran und zeigt eigene Gefühle und hat eigene Gedanken. Körper, Gefühle und Gedanken bilden dann die Glaskugel, in der der Stern der Seele leuchtet. Denn in dieser Welt können die Seelensterne nur in einer solchen Kugel leben. Wenn die Kugel zerbricht, springen sie schwups wieder zurück an das ferne Firmament. Ja, Sophie, so war das schon immer und so wird es immer sein. Die

Menschen meinen immer, sie müssten das geheimnisvolle Funkeln ihrer Sterne verstehen oder das Firmament, von dem sie gekommen sind und wie sich das alles verhält mit diesen Dingen. Aber glaube mir, viel wichtiger ist es für die Menschen, ihre Kugeln zu verstehen und sie so zu pflegen, dass ihr Stern ungehindert durch die Kugel hindurch leuchten kann. Wem es gelingt, seinen Seelenstern durch sich hindurch in die Welt hinein leuchten zu lassen, der führt ein gutes Leben."

Sophie hörte den Worten des Mannes gebannt zu. Auch wenn sie nicht alles verstand, spürte sie doch, dass er ihr etwas sehr Weises und Wichtiges mitteilen wollte. Dann blickte sie erneut auf die Kugel, die in der Schachtel vor ihr lag. Ohne zu zögern fragte sie: „Und warum ist meine Kugel so trübe, dass ich den Stern fast gar nicht sehen kann?" Cinnamomum lächelte. „Ja, Kind, das ist die entscheidende Frage. Bei den meisten Menschen liegt ein Nebel über ihren Kugeln. Schau: Die rote Hälfte der Kugel ist der Körper des Menschen, die gelbe Hälfte sind seine Gefühle und Gedanken. Viele Menschen tun ihrem Körper nichts Gutes, haben schlechte Gedanken und manchmal auch dunkle Gefühle. All das trübt den Glanz der Kugel. Kannst du dir nun vorstellen, warum dein Stern in der Kugel nicht so schön strahlt wie es eigentlich sein könnte?" Sophie senkte den Blick. Dann nickte sie und schob ihre Hände unter die Oberschenkel. „Und wie macht man es, dass dieser Nebel weggeht?", fragte sie leise. Der Mann lächelte erneut.

„Nun, das ist die große Aufgabe des Menschen, die ihn sein ganzes Leben lang begleitet. Es wird ihm wohl nie für immer gelingen, denn es ist wie in der kalten Jahreszeit: Am Morgen ist alles dicht von Nebeln umhüllt, später kämpft sich die Sonne strahlend durch sie hindurch und erwärmt Glieder und Herz – und am nächsten Tag kann es wieder klamm und feucht sein. Wichtig ist zu wissen: Hinter den Nebeln strahlt immer die Sonne, auch wenn man sie nicht sehen kann." Cinnamomum blickte hinüber zum Spagyrik-Fläschchen auf Sophies Nachttisch. „Wenn du oder deine Mama immer an Energievampire denkt oder an böse Mächte und Kräfte in der Welt, die es zu bekämpfen gilt, dann verstärkt ihr nur den Nebel über euren Kugeln. Das ist nicht gut. Wir spagyrischen Essenzen wollen euch helfen, den Nebel wegzuwischen und sind nicht dazu da, die Kugeln zu einem Igel zu machen, der der Welt ständig seine Stacheln zeigt." Der alte Mann blickte freundlich in das Gesicht des aufmerksam lauschenden Kindes. „Woher ich all das weiß? Nun, ja", sagte er lächelnd, „wir Essenzen sind ja auch Kugeln wie ihr."

„Das ist unser eigentliches Geheimnis, Sophie", fuhr er leise und mit tiefer Stimme fort. „Wir haben einen Körper, haben Gedanken und Gefühle, und wir haben einen Stern in uns. Unseren Körper nennen wir *Sal*, unsere Gedanken und Gefühle heißen *Mercurius* und der Stern hört auf den Namen *Sulfur*. So ist es Tradition. Was uns von euch unterscheidet ist, dass unsere Kugeln ein kleines bisschen klarer sind als eure." Sophie hörte sehr aufmerksam zu. Und als Cinnamomum eine kleine Pause machte, fragte sie nach: „Und warum habt ihr weniger Nebel um eure Kugeln?" Der Alte lächelte und ließ den Kopf ein bisschen nach unten sinken. „Tja, Sophie, wohl deshalb, weil wir all die Nebelzeiten durchlebt haben, die es zu durchleben gibt. Man hat uns auf eine beschwerliche Reise geschickt: Hindurch durch Kälte und

Finsternis, hinauf in hohe Lüfte ohne festen Boden unter den Füßen und hindurch durch das Feuer, das die letzten Reste unserer alten, kleinen Egoismen versengte. Als wir all das durchlebt hatten, waren die Nebel weg – nicht ganz, denn sie gehören zum Leben hier in dieser Welt dazu, aber doch viel weniger, viel leichter, lichter. Und davon, mein kleiner Engel, davon können wir euch berichten und euch den Weg weisen, wenn ihr im Dunkeln seid, wenn euch der Sturm durchzaust und das Feuer euch zu verbrennen droht. Wir Essenzen kennen das alles. Und wir wissen: Am Ende vergehen die Nebel und der Stern eurer Seele leuchtet heller als zuvor. Vertraut auf das Licht, das in euch ruht. Das ist der wahre magische Schlüssel für ein gutes Leben. Es gibt keinen anderen."

Nach diesen Worten stand der alte Mann auf und zog seinen Mantel glatt. „So, nun ist es Zeit für mich. Auf Wiedersehen, kleine Freundin, und schlaf gut!" Sophie war überrascht, dass sich ihr Gast so schnell verabschiedete. Eigentlich hätte sie ihm gerne noch länger zugehört. Cinnamomum hatte sich schon umgedreht, da fragte sie ihn: „Aber welche spagyrische Essenz bist du denn, Weihnachtsmann?" Der Alte drehte sich nochmals um. „Cinnamomum zeylanicum, das sagte ich doch bereits. Zimt, ganz einfach Zimt, mit dem deine Mama so leckere Weihnachtskekse bäckt." Kaum hatte er das gesagt, ging der Mann in die Knie und machte einen gewaltigen Satz zur Decke, durch die er so schnell verschwand wie er gekommen war.

Sophie fand es schade, dass der Besuch des Weihnachtsmanns so kurz gedauert hatte. Sie stellte die Schachtel auf das Nachttischchen und griff nach einem der Zimtsterne, die um die Kugel herum lagen. Er duftete herrlich nach Advent und Weihnachten, nach wohliger Gemütlichkeit und nach der Liebe ihrer Familie. Sie legte sich den Zimtstern in die rechte Hand. Da leuchtete er wie die Wintersonne, wenn sie sich über die kalten Nebelfelder erhebt.

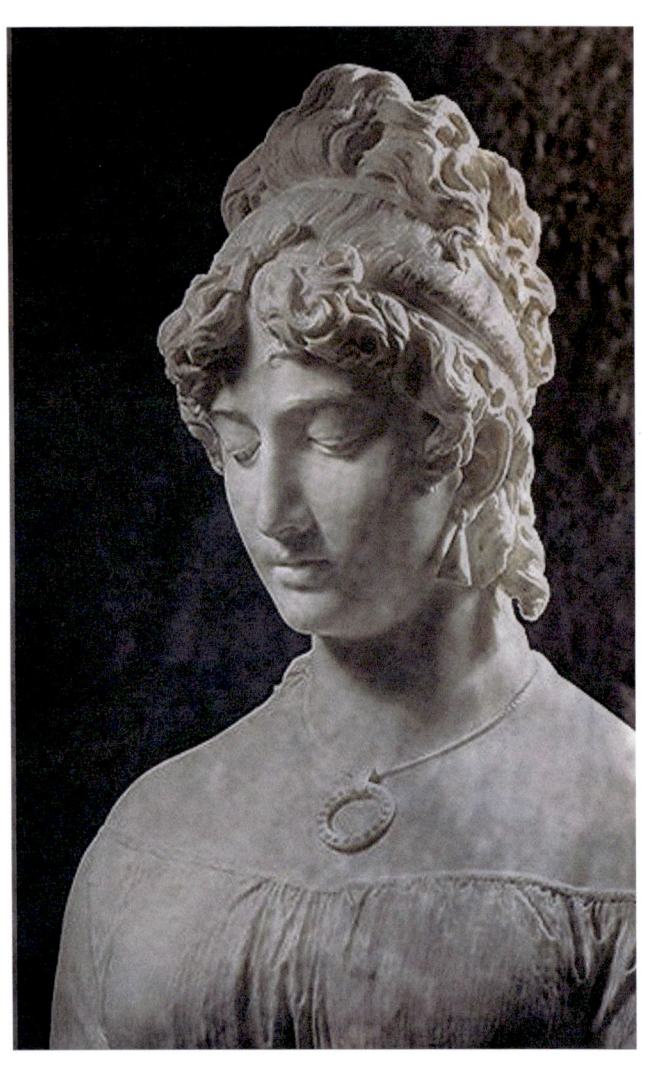

Calcium carbonicum naturale

Calcium carbonicum naturale
- Die sechste Nacht -

Am nächsten Abend gab es wieder Ärger beim Einsprühen mit dem Spagyrik-Spray. Sophie war schon den ganzen Tag über missmutig und lehnte sich gegen das auf, was ihre Mutter von ihr verlangte: Schuhe putzen, Zimmer aufräumen, Müll raustragen – alles machte sie nur mit großem Widerwillen. Auch sonst quengelte Sophie an allem herum. Zwischen Mutter und Tochter herrschte eine undefinierbare, miese Stimmung. Als Mama sie nach dem Zubettgehen dann noch mit dem Spray besprühen wollte, rastete das Kind völlig aus. „Lass mich mit dem dummen Zeug zufrieden!", brüllte Sophie los und schlug ihrer Mutter das Fläschchen aus der Hand. Mit einem dumpfen Knall krachte es gegen Tür. Gott sei Dank blieb es heil. Es schleuderte aber unter das Bett und blieb dort liegen. Sophies Mutter reagierte nicht, wie sonst oft üblich, mit einem Wutausbruch. Ihr Gesicht verfinsterte sich nur und sie warf ihrer Tochter einen eisigen Blick zu. Wie versteinert stand sie eine Weile vor Sophies Bett. Schließlich drehte sie sich um und ging wortlos aus dem Zimmer. Sophie zog sich die Decke über den Kopf und drehte sich zur Wand. Leise hörte man sie schluchzen.

Eine derart kritische Situation hatte es zwischen den beiden seit einiger Zeit nicht mehr gegeben. Sophie war darüber sehr traurig und ließ ihren Tränen freien Lauf.

Sie wusste, dass ihr Verhalten nicht richtig war und sie bereute es auch. Am liebsten hätte sie ihre letzte Reaktion rückgängig gemacht und spürte den Drang in sich, zu Mama hinauszugehen und sich zu entschuldigen. Aber sie war blockiert. Alle Muskeln ihres kleinen Körpers verkrampften und wurden hart wie Stein. So lag Sophie wie ein Embryo zusammengekauert da und heulte. Zwischen das Schluchzen des Mädchens mischte sich plötzlich eine zarte Frauenstimme, die leise eine schöne Melodie sang. Es klang wie ein beruhigendes Wiegenlied. Abrupt hörte das Weinen im Bett auf. Es brauchte jedoch eine Weile, bis Sophie die Decke vorsichtig nach unten zog und ihr erstaunt blickendes, verheultes Gesicht zum Vorschein kam. Die fragenden Augen drehten sich zur gegenüber liegenden Wand, von wo der Gesang kam. Dort konnte das Kind ein großes Bild an der Wand erkennen, das einen reich verzierten, silbernen Rahmen hatte. In dem Bild zeigte sich das Gesicht einer schönen Frau. Sie hatte die Augen geschlossen und sang sanft lächelnd vor sich hin.

  Sophie richtete sich auf und wischte ein paar Haarsträhnen aus dem Gesicht. Wirklich erstaunt war sie nicht, erinnerte sie sich doch, was sich an den vorigen Abenden in ihrem Zimmer abgespielt hatte. Überrascht war sie aber, dass ihr heutiger Besuch in Gestalt eines alten Gemäldes erschien. Beim genauen Hinsehen erkannte Sophie, dass das Bild an der Wand kein Gemälde im üblichen Sinn war. Die singende Frau erschien dreidimensional wie eine Skulptur, wie eine Büste aus Stein, aus hellgrauem, fast weißem Stein. Ihre reine Stimme, ganz klar und weich, hatte etwas Betörendes an sich. Es war, als beginne die Luft zu schweben, als würde der ganze Raum in sanfte Schwingungen versetzt. So singen wohl Engel, dachte Sophie sogleich und lauschte den Worten des Liedes:

Mit Mut will ich die Schritte wagen.
Sicher ist mein Herz umspannt,
wie in den frühen Kindertagen,
von der Mutter liebend Band.

    Nach der letzten Strophe summte die Frau noch etwas weiter, so, als wolle sie das Lied leise ausklingen lassen. Dann öffnete sie die Augen und blickte lächelnd zu Sophie hinüber, die inzwischen aufgestanden war und jetzt nur wenige Schritte vor dem Bild an der Wand stand. „Ich grüße dich, Sophie", sagte die Frau. „Ich bin Gaia, die Mutter Erde. Mein richtiger Name ist eigentlich Calcium carbonicum naturale, aber nenne mich nur Gaia, das klingt viel, viel schöner, nicht wahr?" Sophie nickte und flüsterte ein schüchternes „Ja". „Ich bin die Essenz des Marmors, des edlen, weißen Marmors", sagte die Frau, „und es ist meine Aufgabe, die Menschen an ihre innere Stabilität und Sicherheit zu erinnern."

„Es war kurz mal etwas laut vorhin, nicht wahr?", fuhr die Frau mit einem leichten Schmunzeln fort. Das Mädchen senkte den Blick und nickte erneut. „Hat dich deine Mama geärgert?", fragte Gaia. Sophie stand noch immer mit gesenktem Kopf vor dem Bild. Nach einer Weile antwortete sie kleinlaut: „Nein, ich glaube eher ich sie." Und etwas energischer im Ton fügte sie hinzu: „Aber ich will nicht, dass sie mit diesen Fläschchen weitermacht." „Du meinst die Spagyrik-Sprays?" „Ja, immer und überall sprüht sie die in der Luft herum, und jeden Abend spritzt sie damit über mich, wenn ich im Bett liege. Ich will das nicht mehr!" „Und warum willst du das nicht mehr?" „Weil Papa kein Vampir ist und die spagyrischen Essenzen nicht gegen meinen Papa kämpfen. Das habt ihr mir doch selbst gesagt." „Du meinst meine Freundinnen und Freunde, die dich in letzter Zeit besucht haben?" „Ja, und ich finde das gut, was sie gesagt haben. Ich vertraue ihnen." „Und, hast du das deiner Mutter auch schon so gesagt?" „Nein", entgegnete Sophie kaum hörbar und senkte wieder den Kopf. „Dann kann die Mama das ja auch nicht wissen."

Die Frau im Bild lächelte wieder. „Weißt du, ich glaube, deine Mama meint es wirklich nur gut mit dir." Sophie schwieg und blickte regungslos vor sich hin. „Sie findet die Erklärung mit dem Energievampir einleuchtend und will dich vor negativen Einflüssen schützen. Das tut jede Mutter, weil es die Pflicht jeder Mutter ist. Sie ist ja selbst sehr angespannt und verunsichert, und da fällt es manchmal schwer, ruhig nachzudenken und objektiv zu urteilen. Ginge es ihr besser und wäre sie seelisch stabiler, würde sie vielleicht erkennen, dass das mit den Energievampiren keine gute Idee ist und nicht wirklich weiterhilft, ja, dass es die Sache sogar noch schlimmer machen kann." Dann senkte auch sie den Blick und fuhr mit trauriger Stimme fort: „Ich verstehe diese Menschen nicht, die uns spagyrische Essenzen so einschätzen, als wären wir eine Armee zur Bekämpfung alles Bösen, was das Leben bedrohen kann. Das stimmt mich traurig. Wissen diese Leute denn nicht, dass es wichtiger ist, das Licht in den verängstigten Herzen zu stärken, als immer nur gegen das Dunkle anzurennen? Dass sie das Dunkle in den Menschen nur noch mehr nähren und fördern, wenn sie ständig von bösen Dingen reden? Dass sie den Seelen Steine anbieten, die doch stumm nach Brot fragen?" Dann wurde es still im Raum. Nach einer Weile begann Gaia zu summen und sang wieder ihr Lied:

Ganz tief in dir ein heil'ger Raum,
keiner soll ihn überwinden.
Ein Licht glänzt um des Herzens Saum,
Kraft wirst stets du in ihm finden.

Sophies Augen wurden feucht. Der Gesang der Frau rührte ihr Herz und stimmte sie zuversichtlich und traurig zugleich. Sie liebte ihre Mutter, genauso wie sie ihren Vater liebte. Irgendwie spürte sie, dass sie das Besprühen mit dem Spray immer mehr von dieser Liebe entfernte und dass stattdessen Gefühle von Zorn und Abwehr in ihr aufkamen.

„Angst macht schwach." Die Frau in dem Bild begann wieder, zu dem Mädchen zu reden, das sich die Tränen von den Wangen wischte. „Menschen, die anderen Angst machen, weil sie ständig von bösen und gefährlichen Dingen reden, sind selber schwach. Wer aber leidende Menschen ängstigt, um sie in seinem Sinne lenken zu können, hat keine Liebe im Herzen. Und wer keine Liebe im Herzen hat, ist unfähig zu heilen." Gaia lächelte und schaute Sophie liebevoll an. „Eigentlich ist die Botschaft von uns spagyrischen Essenzen, dass die Menschen keine Angst haben müssen, weil in ihnen ein unzerstörbares Licht leuchtet. Wie viele Menschen wissen nichts von diesem Licht, Sophie. Wie viele sind ihm nie begegnet, obwohl sie es von Anbeginn an in sich tragen. Wir möchten, dass ihr eurem Licht wieder begegnet, euren heiligen Raum tief im Herzen wieder kennt. Dieses Wissen gibt euch Kraft und macht euch stark. Es schützt auch vor allem, was euch bedrohen kann. Wir möchten nicht, dass ihr glaubt, wir Essenzen hätten die Macht, euch zu beschützen. Wir haben keine Macht und wir wollen keine Macht. Wir wollen, dass ihr wieder die Macht über euch selbst findet. Wer euren Blick nur auf das Gefährliche und Schlechte lenkt, entfremdet euch von euch selbst. Er macht euch abhängig von äußeren Dingen, die euch scheinbar schützen sollen – und seien es spagyrische Essenzen. Wir aber sind keine Handlanger anderer Menschen oder deren Absichten, sondern Diener eurer Seelen."

Sophie stand vor dem Bild und hörte der Frau aufmerksam zu. Dann drehte sie sich um, ging zu ihrem Bett, kniete auf den Boden, streckte den rechten Arm unter das Bett und suchte mit tastenden Bewegungen ihrer Hand nach dem Spagyrik-Fläschchen, das vorhin dort verschwunden war. Schließlich fand sie es, stand auf und ging wieder zur Wand. „Was soll ich denn nun mit dem Fläschchen machen?", fragte sie die Frau mit leiser Stimme. Gaia lächelte freundlich und antwortete wiederum mit einer Frage: „Erinnerst du dich noch an den Besuch von Frau Rose, Sophie?" Das Mädchen nickte. „Hast du vergessen, was sie dir sagte?" „Nein", antwortete Sophie leise. „Sie haben das böse Wort **ENERGIEVAMPIRE** draufgeschrieben. Aber was kannst du lesen, nur du?" Sophie hob das Fläschchen hoch und begann zu lesen: „Ich hab meinen Papa lieb", sagte sie kaum hörbar. „Ich hab meinen Papa lieb", wiederholte die Frau in dem Bild an der Wand. „Und deshalb gibt es auch keinen Grund, dass du dich gegen das Besprühen wehrst und ärgerlich darüber wirst, im Gegenteil. Das, was du lesen kannst, ist wichtig, nicht die Buchstaben, die von Menschen stammen, die dich nicht kennen." Sophie schaute auf das Fläschchen in ihrer Hand und drehte es mit den Fingern hin und her. Und wirklich, sie konnte die Worte lesen: *Ich hab meinen Papa lieb.*

„Nun solltest du ins Bett gehen, meine Kleine", sagte Gaia. „Wenn du morgen aufstehst, wirst du dich mit einem Lächeln an den Frühstückstisch setzen und zur Mama sagen: ‚Es ist alles wieder gut, es tut mir leid.' Und Mama wird das verstehen und dein Lächeln erwidern. Nun geh und schlaf gut." So legte sich Sophie in ihr Bett und zog sich die Decke bis zum Kinn. Währenddessen begann die Frau wieder zu singen:

In Frieden schlafe ein mein Kind,
sicher deine Seel' nun ruht.
Die guten Engel um dich sind,
schenken deinem Herzen Mut.

Noch während Gaia sang, fielen Sophie die Augen zu.

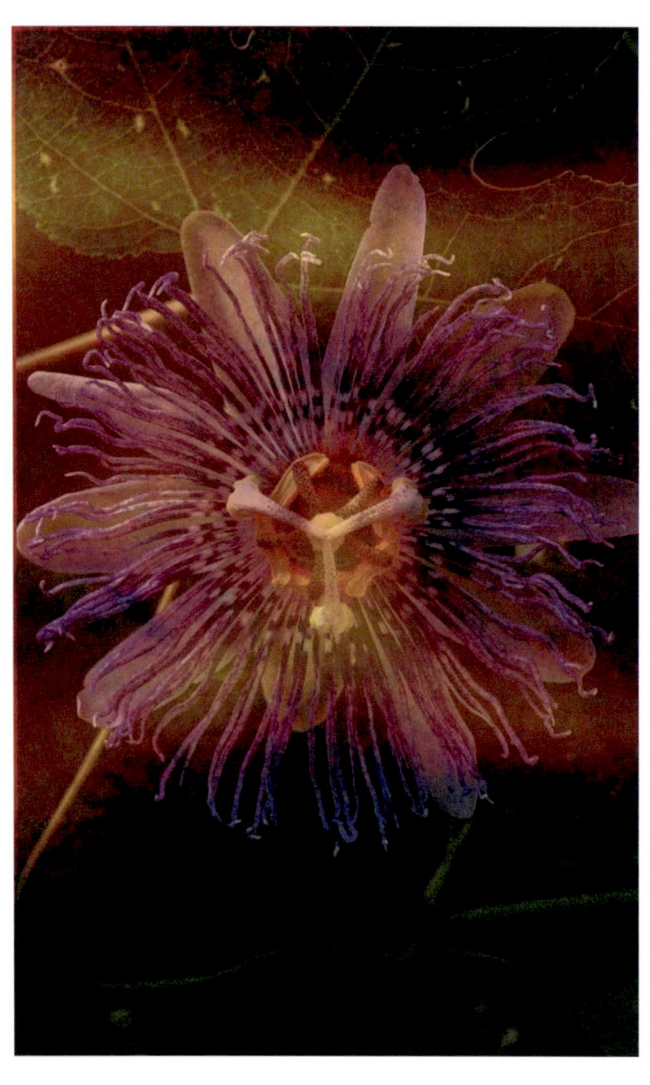

Passiflora incarnata

Passiflora incarnata
- Die siebte Nacht -

Am Morgen danach geschah es so, wie es die Frau am Abend zuvor gesagt hatte. Sophie ging in die Küche, setzte sich an den Frühstückstisch und bat ihre Mama um Verzeihung für das, was am letzten Abend geschehen war. Und tatsächlich: Die Mutter lächelte, nahm das Kind in den Arm und streichelte ihm über den Kopf. „Schon gut", sagte sie und stellte ihr ein Glas Orangensaft neben die Müslischale. Dann sprachen sie nicht mehr über die Angelegenheit. Sophie ging zur Schule und ihre Mutter machte sich auf den Weg zur Arbeit. Am späten Nachmittag trafen sie sich zu Hause wieder. Mama erledigte Arbeiten im Haushalt und Sophie zog sich bald in ihr Zimmer zurück. Während sie spielte, kam ihr immer wieder der Gedanke, ob sie ihre Mutter nicht auf die Sache mit dem Spagyrik-Spray ansprechen sollte und dass es ihr nicht wohl dabei sei, wenn sie sie jeden Abend damit besprühe. Sie bräuchte ja die seltsamen Besuche nicht zu erwähnen, könnte aber doch ihre Gedanken und Gefühle äußern. Letztlich allerdings fehlte Sophie der Mut dazu, von sich aus darüber zu reden.

Als sie sich abends ins Bett gelegt hatte und auf die Mutter wartete, war Sophie sehr aufgeregt. Wie würde Mama heute reagieren? Das Mädchen hatte sich vorgenommen, die übliche Prozedur klaglos über sich ergehen zu lassen. Sophie wollte beim Sprühen fest an den Satz: „Ich hab meinen Papa lieb!" denken. Das Spagyrik-

Fläschchen stand auf dem Nachttisch. Es war schon fast leer, was Sophie bereits bemerkt hatte, als sie es am Abend zuvor unter dem Bett hervorgeholt hatte. Ob das Sprühen wohl bald zu Ende war? Doch als ihre Mutter ins Zimmer kam, geschah etwas Merkwürdiges.

Mama trat an Sophies Bett und setzte sich zu ihr. Dann nahm sie das Fläschchen in die Hand, hob es vor ihre Augen und schüttelte es leicht. „Da ist ja fast nichts mehr drin. Sollen wir vielleicht doch lieber damit aufhören?" Sophie war es, als hätte Mama ihre Gedanken gelesen. „Warum?", fragte sie ohne zu zögern. „Ich weiß nicht so recht, ob das wirklich etwas bringt. In den letzten Tagen habe ich das Gefühl bekommen, dass bei der ganzen Sache etwas Ungutes mitschwingt", antwortete die Mutter und fügte hinzu: „Aber das ist nur so ein Gefühl." Dann stellte sie die Flasche wieder auf den Nachttisch und drückte Sophies Hand. „Weißt du, Sophie", fuhr sie fort, „in den letzten Nächten hatte ich so komische Träume. Da waren immer wieder seltsame Gesichter, die redeten sehr klug und wortreich auf mich ein und wollten mir sagen, was ich tun soll, damit es mir und dir besser geht. Einmal sollte ich viele Zahlen zusammenzählen. Mit dem Ergebnis hätte ich dann den Schlüssel in der Hand, um mein Schicksal in die richtige Bahn zu lenken. Andere wollten mir etwas anbieten, das mich vor bösen Mächten schützt. Und dann gab es Stimmen, die mir ein Fläschchen anboten, das ich exakt 42 Tage lang anwenden und dazu immer ein Vaterunser sprechen müsse, um schwarzmagische Kräfte abzuwehren. Zwischen all den vielen Stimmen, die auf mich eindrangen, hörte ich ein leises Schluchzen und Wimmern tief in meiner Brust. Und dann konnte ich im Traum in mein

Herz hinein schauen und ich erkannte – da saßt du und hast geweint." Mama presste die Lippen zusammen, musste mit den Augen blinzeln und senkte schließlich den Kopf, während sie die Hand ihrer Tochter noch fester drückte.

„Vorgestern träumte es mir von einer farbigen Kugel aus Glas", redete sie nach einer Weile mit zitternder Stimme weiter. „Sie stand vor mir und in der war eine kleine Kerze." Sophie zuckte zusammen. Sie winkelte ruckartig ihre Arme an und legte ihre Finger ans Kinn. „Und eine Hälfte der Kugel war gelb und die andere rot!", fuhr es sofort aus ihr heraus. Ihre Mutter hob erstaunt die Augenbrauen. „Woher weißt du das?", fragte sie erstaunt. Sophie sah Mama mit großen Augen an und war zunächst verlegen. Schließlich antwortete sie hastig: „Das habe ich auch schon einmal geträumt!" „Aha? – Seltsam ...", reagierte die Mutter etwas ungläubig und fügte lächelnd hinzu: „Hm, ja, solche Sachen soll es geben ..." Dann aber senkte sie wieder den Kopf. „Ja, stimmt, das war eine Glaskugel, die gelb und rot schimmerte. Ich konnte das Licht in ihr kaum erkennen, denn die Kugel war ziemlich verschmiert und dreckig. An manchen Stellen waren dicke Krusten drauf, wie von eingetrocknetem Schlamm. Aber im Innern brannte die Kerze, auch wenn man sie kaum sehen konnte. Und als ich die Kugel so ansah, geschah etwas sehr Seltsames."

In dem kleinen Zimmer war es ganz still geworden. Sophies Mutter saß regungslos mit zusammengefalteten Händen auf der Bettkante, und das Kind sah sie gebannt an. Dann drehte Mama ihr Gesicht zu dem Mädchen und begann weiter zu erzählen: „Plötzlich kamen Menschen zu mir und überreichten mir Tücher. Das waren aber ganz gewöhnliche Putzlappen. Und in jeden Lappen war ein Zettel eingewickelt. Als erstes kam eine Frau, die sich Rosenblüten ins Haar gesteckt hatte. In ihrem Lappen steckte ein Zettel auf dem stand: *Wenn dir Böses begegnet, antworte mit Liebe.* Dann stand kurz darauf eine zweite Frau bei mir. Auf deren Zettel las ich: *Pflege deine Freundschaften, und deine Seele atmet durch.* Kaum war diese verschwunden, hüpfte ein kleiner Zwerg wie ein Kobold vor meine Füße und streckte mir seinen Putzlappen entgegen. Auch darin befand sich ein Papier. Auf dem konnte ich die Worte lesen: *In dem Augenblick, da dein Herz lacht, beginnt es, sich selbst zu heilen.* Und so ging es weiter. Gleich darauf trat eine schöne Frau in einem blutroten Kleid zu mir. Sie drehte sich tanzend im Kreis und überreichte mir auch einen Lappen. Auf den Zettel, der sich darin befand, waren die Worte geschrieben: *Lass deine Seele tanzen und mach deinen Körper zu ihrem Tanzpartner.* Und schon kam die nächste Frau und gab mir ihren Lappen. Sie sah aus wie eine Marmorstatue aus ganz fein geschliffenem weißem Stein. Und sie sang ein Lied, während sie mir das Tuch überreichte. Auf ihrem Zettel war zu lesen: *Die Liebe der Mutter nährt die Liebe des Kindes.* Als auch diese Frau gegangen war, da sah ich plötzlich einen alten Mann in dickem, rotem Mantel zur Kugel gehen. Er sah fast wie der Weihnachtsmann aus. Er bückte sich, hob die Kugel auf und überreichte sie mir. Dabei sagte er nur: ‚Du weißt was zu tun ist.' Dann verschwand auch er."

Sophie hatte den Worten ihrer Mutter regungslos zugehört. Sie wusste sofort, wer der Mama da im Traum erschienen war. Aber sie wagte es nicht, auch bloß ein Wort zu sagen, sondern blickte sie nur mit großen Augen an. „Ja, ich wusste, was zu tun war", fuhr die Mutter fort. „Ich nahm die Lappen und putzte mit ihnen die Kugel. Nacheinander wischte ich mit jedem einzelnen Putztuch über das Glas – und jedes Mal leuchtete sie mehr. Schließlich war sie blitzeblank und das Licht in der Kugel leuchtete wie eine kleine Sonne. Dann bin ich aufgewacht. Das Kopfkissen war nass. Ich glaube, ich habe im Schlaf geweint."

Wieder trat eine große Stille ein. Mutter und Tochter blickten sich regungslos in die Augen. Beide fühlten etwas Unaussprechliches sich im Raum ausbreiten, berührend, zärtlich, kraftvoll. Dann beugte sich Mama über ihr Kind und küsste es auf die Stirn. Sophie schloss die Augen. So saßen sie noch eine Weile wortlos da. Als aber die Mutter aufstand und gehen wollte, da lag eine filigrane, schöne Blüte auf Sophies Bettdecke. Sie schillerte in vielen Farben und strömte einen süßen Duft aus. Wieder schauten sich beide an, überrascht und sichtlich erstaunt. Aber auch jetzt sagte keine von ihnen ein Wort. Die Mutter hob die Blüte vorsichtig hoch und legte sie in die hohle Hand ihrer Linken, währen die Rechte mit dem Zeigefinger über die zerbrechlich wirkenden Faden glitt, die die Blüte wie feine Strahlen umrahmten. „Passiflora – eine Passionsblume", sagte sie leise, stand auf, ging in die Küche und kam mit einer Glasschale zurück, die sie mit Wasser gefüllt hatte. Diese stellte sie auf das Nachttischchen und legte die Blüte vorsichtig hinein. Dann strich sie Sophie noch einmal liebevoll übers Haar. „Gute Nacht, Liebes", sagte sie mit flüsternder Stimme. „Gute Nacht, Mama."

Der Schlaf überkam Sophie schnell. Er war lang und traumlos.

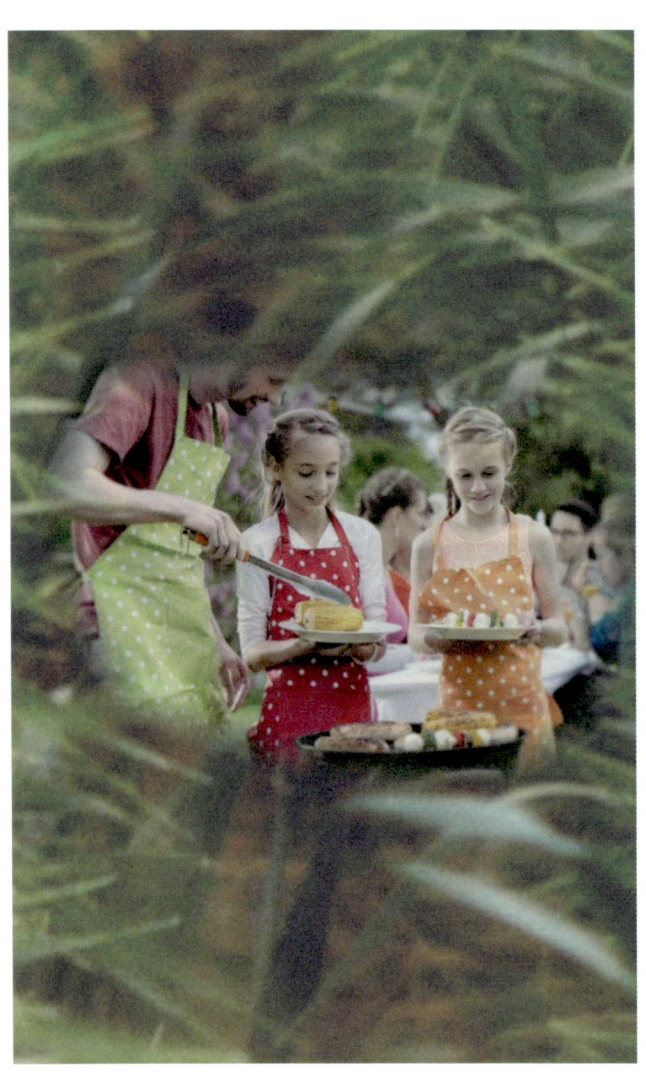

Die Lindenbaum-Party

Papa, ich hab dich lieb!
- Ein neuer Morgen -

Der nächste Tag war ein Samstag und somit schulfrei. Sophie stand früh auf und frühstückte mit ihrer Mutter gemeinsam. Über Mamas seltsamen Traum und die schöne Blüte, die am vorigen Abend plötzlich auf Sophies Bett lag, sprachen sie nicht. Es war, als wäre alles gesagt und das Nichtgesagte in jedem ihrer Herzen angekommen und angenommen. Es war wieder „Papa-Wochenende", und Mama brachte ihre Tochter gleich nach dem Frühstück zu ihrem Vater. Der wartete schon an der Haustür auf sie, denn sie wollten einen Besuch im Zoo machen. Sophie rannte auf ihren Papa zu und umarmte ihn herzlich. Mama war im Auto geblieben und winkte dem Mädchen zum Abschied zu. Und als sie losfuhr, berührten sich auch Vater und Mutter kurz mit einem Lächeln.

Es war ein schöner und sonniger Tag, und die beiden hatten viel Spaß miteinander. Sophie freute sich an den vielen Tieren und durfte bei den Affen ganz nah zum Gorillababy, das sich fest an die Brust seiner Mutter geklammert hatte und mit riesigen schwarzen Augen die vielen Menschen anschaute, die an der Glasscheibe standen und es bestaunten. Auch das Ponyreiten gefiel ihr sehr, ebenso die vielen farbenfrohen Falter im Schmetterlingshaus. Die Stunden vergingen wie im Flug. Papa hatte ein kleines Picknick eingepackt mit Limo, belegten Brötchen und Fruchtjoghurt. Das verzehrten sie auf einer Bank in der Nähe des Eisbärgeheges. So wurde es schnell Abend. Daheim gab es noch einen Spielabend, zusammen mit Papas Freundin Tina. Am Sonntag hatte Papa ein paar Freunde und Bekannte zum Grillen eingeladen. Auch das war ein schöner Tag, den Sophie genoss. Einer von Papas Arbeitskollegen hatte seinen kleinen Sohn Marc dabei. Mit ihm verstand sie sich auf Anhieb, und gemeinsam vertrieben sich die Kinder die Zeit mit allerlei Spielen.

Die wenigen Tage mit den seltsamen Besuchen vor dem Einschlafen hatten Sophie verändert. Sie war fröhlicher und aufgeschlossener geworden. So erzählte sie ihrem Vater auch von ihrer Idee, im Sommer eine Party unter dem alten Lindenbaum im Garten zu machen. Da würde sie gerne ihre Freundinnen und Freunde einladen, und Papa sollte natürlich auch kommen und das Grillen organisieren. Und seine Freundin dürfe natürlich auch dabei sein. Zunächst war Sophies Papa etwas zurückhaltend und meinte, das müsse die Mama entscheiden, da es ja bei ihr standfinden solle. Aber das konnten sie schnell klären, denn als Sophies Mutter am Abend kam, um sie abzuholen, musste das Kind ihr sogleich von dem Vorhaben erzählen. Mama hatte nichts dagegen und meinte sogar, das sei eine wirklich gute Idee.

Das Fest fand gleich zu Beginn der Sommerferien statt, als ihre Freundinnen und Freunde noch nicht verreist waren. Alle kamen, die Sophie eingeladen hatte. Auch Marc, den sie bei Papas Grillfest kennengelernt hatte, war mit dabei. Papa brachte seinen großen Grill mit und Mama hatte alles für das Essen und Trinken besorgt. Der ganze Garten war schön geschmückt mit Girlanden, Lampions und bunten Tüchern. Dafür waren Sophie und ihre Freundin Lisa zuständig. Um den dicken Stamm und die Zweige des alten Lindenbaums hatten die beiden farbige Wimpel gehängt.

Papa war mit Tina gekommen. Aber die eigentliche Überraschung hatte Mama parat. Als die Party schon lange begonnen hatte, kam ein Mann in den Garten, den Mama als ihren Freund vorstellte. Er hieß Jens. Die beiden hatten sich bei einem Tanz-Workshop kennengelernt. Er wurde gleich von allen herzlich begrüßt – auch von Papa und seiner Freundin. Für Sophie war die Überraschung nicht so groß wie für die anderen, denn Mama hatte schon ein paar Tage zuvor von ihrem neuen Freund berichtet. „Vanilla!" hatte das Mädchen sogleich ausgerufen, als ihr Mama die Neuigkeit berichtete. Natürlich konnte ihre Mutter mit dem fröhlichen Ausruf ihrer Tochter nichts anfangen, aber sie beließ es dabei und fragte nicht nach.

Die „Lindenbaum-Party" war wie ein neuer Anfang. Für Sophie, für Papa und für Mama. Alle taten sie einen neuen Schritt auf ihrem je eigenen Lebensweg und waren sich doch bewusst, dass sie innerlich verbunden waren und es bleiben würden. Die Blüte der Passionsblume, die Mama damals in eine Glasschale mit Wasser gelegt hatte, stand weiterhin auf Sophies Nachttisch. Zur Verwunderung aller blieb sie frisch wie am ersten Tag. Nur brauchte sie täglich neues Wasser. Das gab ihr Sophie jeden Abend vor dem Schlafengehen. Und manchmal, wenn sie ganz fest in die schöne Blume blickte, erkannte sie sich selbst darin als fröhliches und lachendes Kind.

Die Hintergründe

Zu dieser fantastischen Geschichte wurde ich durch einen Eintrag in einem Esoterik-Forum im Internet inspiriert. Dort bat eine Mutter um Hilfe, weil sie zunehmend Probleme mit ihrer kleinen Tochter hatte, die sich gegen das „Aura-Sprühen" mit spagyrischen Essenzen wehrte und diese Anwendung strikt ablehnte. Die Frau hatte von einer Heilpraktikerin ein solches Spray bekommen. Als Ursache der vielen Probleme, unter der die Alleinerziehende litt, hatte die Therapeutin ihren Ex-Mann ausgemacht, der ihr und dem Kind als „Energievampir" Lebenskraft raube. Mit dem Spagyrik-Spray könne sie sich davor schützen und die subtilen Angriffe auf ihre Aura abwehren. Ansonsten solle sie den Umgang mit dem Mann auf das Minimum reduzieren. Gerade das Kind dürfe nur noch mit ihm Kontakt haben, wenn es unbedingt sein müsste. Als die Frau ihrer Tochter vom Energievampirismus des Vaters erzählte, habe diese sehr aggressiv reagiert und seither sei der Umgang mit ihr noch schwieriger als zuvor. In dem Eintrag bat sie die „Netzgemeinde" des Forums um Rat, was sie tun solle.

Es gab viele Kommentare auf das Posting dieser Frau. Die vorgebrachten Ratschläge waren sehr vielfältig. Sie reichten vom heimlichen Besprühen nachts über dem schlafenden Kind bis zu Strafandrohung oder noch strikterer Umgangseinschränkung mit dem Vater. Die meisten der Kommentatoren waren sich einig, dass der negative Einfluss des Vaters auf das Kind wohl schon so groß sei, dass es eine tiefgreifende Hilfe, wie sie die spagyrischen Essenzen darstellten, unbewusst abwehre. Folglich müssten noch mehr energetische Abwehrmaßnahmen ergriffen werden. Dazu gab es jede Menge Vorschläge:

Heimlich bestimmte Edelsteine unters Bett legen, ein besonderes „Bann-Ritual" durchführen, Anrufung des inneren Krafttieres oder des persönlichen spirituellen Hüters, und noch manch andere, nicht selten obskure, Anweisungen. Ob all die sicher gutgemeinten Empfehlungen etwas gebracht hatten, konnte man nicht erfahren, da die Frau sich nicht mehr meldete. Heute ist der Eintrag gelöscht.

Es steht außer Frage, dass es sehr problembeladene Situationen mit anderen Menschen geben kann, seien es Familienmitglieder, Arbeitskollegen oder Freunde. Manchmal fühlt man sich nach dem Kontakt mit ihnen erschöpft und wie ausgelaugt. Jeder kennt Menschen, die einen „Kraft kosten" und denen man am liebsten aus dem Weg geht. Sich hier selbst zu schützen, indem man sich innerlich abzugrenzen lernt, ist eine Notwendigkeit. Hierfür gibt es gute psychologische Empfehlungen und Übungen. Auch ein „energetischer Selbstschutz" mittels bestimmter Hilfsmittel, seien sie aus der ganzheitlichen Medizin oder der Esoterik, können durchaus hilfreich sein. Was ich allerdings kritisch hinterfragen möchte, ist das Konzept des „Energievampirismus", das sich seit einiger Zeit auch im Bereich der Spagyrik verbreitet hat.

Mit dem „Energievampir" wird ein Feindbild geschaffen, dem ein Betroffener all seine Probleme anlasten kann. Das ist ein simples Modell, Problemursachen im Außen zu fokussieren und auf andere zu fixieren. Die Gefahr wird darin gesehen, dass diese Menschen einem unbewusst und meist auch ungewollt Energie und Lebenskraft entziehen. Das Bild des Vampirs, der sich vom Blut der Menschen ernährt, soll scheinbar gut für diese Situation passen. Da sich diese Menschen wie Räuber und Diebe benehmen, gilt es, sich vor ihnen zu schützen und auf sichere Distanz zu gehen. Dadurch wird aber die Beziehung zu diesen Menschen mit einer der stärksten menschlichen Emotionen aufgeladen: mit Angst. Somit wird mit der „Diagnose" Energievampir gleichzeitig auch die Emotion Angst vermittelt. Angst aber darf weder in Therapie noch Lebensberatung als Mittel dienen.

Was geschehen kann, wenn der Begriff „Energievampirismus" in enge familiäre Beziehungen Einzug hält, kann die Geschichte von Sophie verdeutlichen. Es ist eine erfundene Geschichte, aber sie hat einen realen Hintergrund. Wer weiß, wie oft sich ähnliche Situationen ergeben haben, seit man überall energetische Vampire am Werk sieht, mit denen man zu kämpfen habe. Ich selbst halte es für bedenklich, dass gerade die spagyrischen Essenzen für diese Sache vereinnahmt werden. Man kann ihre Wirkungen durchaus esoterisch deuten. Für eine subtile Form des Angstmachens und des Untergrabens zwischenmenschlicher Beziehungen aber dürfen sie nicht missbraucht werden.

Nach meiner Auffassung haben spagyrische Essenzen einen ganz anderen Ansatz. Sie sollen keine „energetischen Mauern" um die Menschen errichten, sondern die eigene Seele stärken. Sie sollen nicht die Aura verschließen, damit nichts „Böses" hinein kann, sondern die Aura auf eine solche Art öffnen, dass das „Gute" aus den Herzen hinausfließen kann. Gegen so genannte Energievampire helfen nämlich keine Schutzsprays. Hier hilft nur die starke Fähigkeit, bedingungslos zu lieben. Diese zu entwickeln, zu fördern und zu stärken ist der wirkliche Auftrag spagyrischer Essenzen.

Spagyrik für Sophies Seele

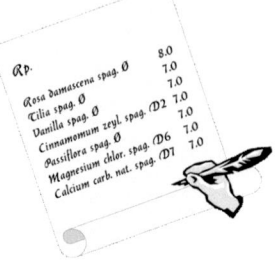

Rosa damascena (Damaszener Rose)
Die spagyrische Essenz aus den Blüten der Rose soll Sophie helfen, sich stets der Liebe und des Schutzes ihrer Eltern bewusst zu sein. Mit Hilfe dieser Essenz soll es ihr möglich werden, schlechte Gedanken abzulegen, damit sich ihre Seele nicht verhärtet und sie mit der Zeit ein kaltes Herz bekommt, das nur noch das Negative wahrnehmen kann.

Tilia (Linde)
Mit der Essenz der Linde soll Sophie wieder Freude am Austausch mit anderen Kindern finden. Sie soll spüren, wie gut es tut, mit anderen zusammen zu sein und viele gute Freunde zu haben. Dabei soll sie auch wahrnehmen, wie gut es tut, sich in Zeiten von Kummer und Sorge mit Freunden auszutauschen.

Magnesium chloratum (Magnesiumchlorid)
Die Aufgabe der Mineralessenz dieses Magnesiumsalzes ist es, Sophie die Geborgenheit und die Sicherheit in der eigenen Seele erkennen zu lassen. Sie kann zeigen, dass es dort einen Schatz gibt, den niemand rauben kann. Und sie zeigt, dass es nicht selten hilfreich ist, bei Bedrohungen mit einem kräftigen Lachen zu reagieren.

Vanilla (Vanille)
Die spagyrische Essenz der Vanille will Sophie die Botschaft vermitteln, dass es wichtig für ein gesundes Leben ist, den Bedürfnisse der eigenen Seele gemäß zu handeln und sie nicht zu unterdrücken. Sie zeigt, dass gelebte Lebensfreude gut und für ein glückliches Leben notwendig ist.

Cinnamomum zeylanicum (Zimt)
In der Essenz des Zimts begegnet Sophie ihre Existenz in dieser Welt als Einheit von Körper, Geist und Seele. Damit kann sie erkennen, dass das Wichtigste das Licht ist, das im Herzen brennt. Wenn dieses durch Körper, Gedanken und Gefühle hindurchleuchten kann, dann fühlt sich der Mensch tief im Innern sicher und geborgen.

Calcium carbonicum naturale (Weißer Marmor)
Bei der Mineralessenz aus dem weißen Marmor geht es um die Kraft des mütterlichen Urvertrauens. Sie kann Sophie das Gefühl von innerer Sicherheit und einem festen Boden unter den Füßen vermitteln. Sie lässt inneren Festigkeit und eine gute Ordnung spüren, der Sophie vertrauen kann.

Passiflora incarnata (Passionsblume)
Die spagyrische Essenz aus der Passionsblume verhilft Sophie, den Kummer und Schmerz über das Zerbrechen ihrer Familie zu überwinden. Sie gibt innere Ruhe und weckt das Vertrauen, dass jeder von ihnen seinen Weg finden wird und sie trotzdem innerlich in Liebe verbunden bleiben.

Persönliches

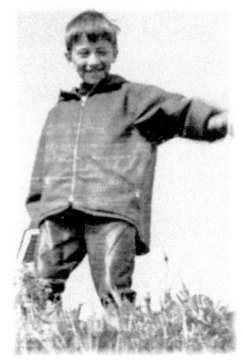

Die Natur ist etwas Besonderes. Sie fasziniert mich seit den Kindertagen. Als ich 1958 am Rande des südlichen Schwarzwaldes geboren wurde und dort aufwuchs, war die Natur unmittelbar vor der Haustür. Man fand mich häufig mit einem Heilpflanzenbuch von Pfarrer Kneipp unterm Arm durch die Wiesen streifen – derweil meine Schulkameraden Fußball spielten. Bald machte ich mich aber auch mit einem Chemie-Experimentierkasten in der Dunkelkammer meines Vaters breit. Dieses Experimentieren war sehr spannend, viel spannender als der Chemieunterricht in der Schule. Nachdem die Schulzeit ihren heiß ersehnten Abschluss gefunden hatte, begann ich eine Krankenpflegeausbildung, während der die Konfrontation mit der „real existierenden Schulmedizin" mir einen Schock versetzte, der Nachwirkungen hatte. Ich wechselte zum alten Steckenpferd und ließ mich ab 1978 am Deutschherrenberg-Institut in Wetzlar zum Heilpraktiker ausbilden. Dort kam es dann zu einer Begegnung der besonderen Art. Während einer schulinternen kleinen Industrieausstellung stieß ich auf einige Arzneimittel, die den seltsamen Namen „Spagyrik" auf dem Etikett trugen. In kleinen Heftchen wurden die Mittel beschrieben und die spagyrische

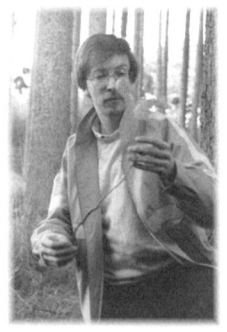

Heilweise vorgestellt. Es fielen der Name Paracelsus und der Begriff Alchemie. Sogleich war mein Interesse geweckt. Dieses wurde noch gesteigert, als ich an den Fläschchen roch. Sie dufteten ganz anders als homöopathische Verdünnungen oder phytotherapeutische Tinkturen, mal angenehm lieblich, mal undefinierbar und streng. Immer aber war die Duftqualität für mich neuartig und fremd. So war der Entschluss gefasst, diesen spagyrischen Essenzen auf den Grund zu gehen.

Die Welt der Alchemie war interessant und trieb mich um. Nach einiger Zeit jedoch spürte ich, dass da noch etwas fehlte und dass Neues, bisher nicht Gedachtes und nicht Gemachtes darauf wartete, entdeckt zu werden. Die intensive Beschäftigung mit der Seelenheilkunde, der transpersonalen Psychologie, mit Spiritualität und Quantenphysik, ließen dieses Bild einer „neuen" Spagyrik langsam Gestalt annehmen. Inzwischen sehe ich die Arbeit mit spagyrischen Essenzen in diesem neuen Licht, das den Menschen im Zentrum hat als eigentlich zeitloses Wesen auf einem Entwicklungsweg innerhalb der Zeit. Spagyrische Essenzen können ihm hierbei als Orientierung dienen, da sie als Archetypen einer gelungenen Heilung und Selbstverwirklichung anzusehen sind, sowie als Modell der Entfaltung des Wesenskernes der eigenen Seele.

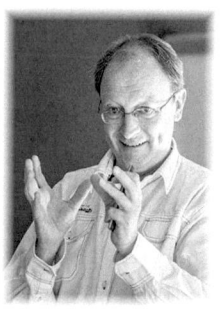

Hans-Josef Fritschi

Weitere Inspirationen …

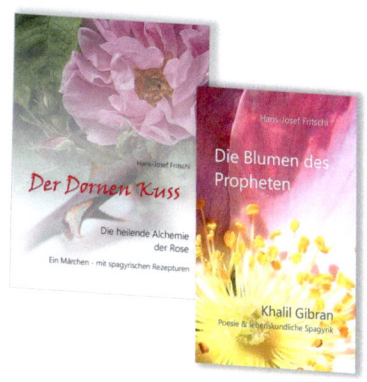

Die Blumen des Propheten – Khalil Gibran, Poesie & lebenskundliche Spagyrik

Khalil Gibran, der Schöpfer des Weltbestsellers „Der Prophet" verbindet westliche Philosophie mit östlicher Mystik. Dies ist ein – heute immer wichtiger werdender – Ansatz, der sich gut mit dem Wesen der Spagyrik verbinden lässt. Es werden menschliche Lebensthemen mit der Poesie Gibrans und den Wirkungen von spagyrischen Essenzen verknüpft und die praktische Anwendung beschrieben. 96 Seiten, mit Farbfotos, ISBN 978-3-7392-0039-2, € 12,99

Der Dornen Kuss – Die heilende Alchemie der Rose

Die Rose besitzt eine ganz besondere symbolische Bedeutung. Keine andere Pflanze ist so eng mit der Liebe verbunden wie sie. Als spagyrische Essenz kann die Rose all das, was das Thema Liebe im Menschen symbolisiert, ansprechen - und noch vieles darüber hinaus. Mit Hilfe eines Märchens wird die tiefe Bedeutung der alchemistischen Wandlung durch die Rosenessenz in berührender Weise dargestellt. Hieraus ergeben sich dann spagyrische Rosen-Rezepturen für zahlreiche körperliche wie seelisch-geistige Schwierigkeiten. All diese Rezepte werden ausführlich vorgestellt und gezeigt, wie sie in der täglichen Praxis anzuwenden sind. 64 Seiten, mit Farbfotos, ISBN 978-3-8370-1889-9, € 12,99